外来血糖管理マニュアル

― 理論と実践 ―

埼玉医科大学総合医療センター
内分泌・糖尿病内科　教授

松田　昌文　著

金原出版株式会社

序

　この本は主に糖尿病患者の外来での血糖管理について書かれています．糖代謝の理論を応用し実際に個々の症例に応じた対応ができるような実践方法の記述をめざしました．経口薬の使い方にも言及し『病棟血糖管理マニュアル―理論と実践― 第2版』(2014年)に書けなかった項目も意識しています．若干重複もありますが，この本と一緒に読んでいただけると理解が深まると考えます．

　この本の対象者は主に外来で糖尿病患者の血糖管理をしている現場の医師や看護師です．また患者自身が読んでも有用と考えられる内容になっています．内分泌や糖尿病の専門医が地域の中核的な医療施設でのやや高度な専門外来を行う場合を想定していますが，そのような施設から逆紹介された患者を診療する一般の開業医にとっても，このような内容の書籍から益することも多いと感じます．

　目的が実践ですから，書き方があまり学術的でない部分がありますがご了承ください．インスリンの使用指導の解説も本書の大きな課題です．インスリンの経時的な作用についてシミュレーションするプログラムを提供していますのでご利用ください．

　著者は数多くの糖尿病患者の診療を担当してきました．この実践経験を知っていただき日常診療に活かしていただければ幸いです．

2017年3月

埼玉医科大学総合医療センター
内分泌・糖尿病内科　教授

松田昌文

目　次

まえがき　　viii

I　理論編

1. 高血糖状態の理解 …………………………………………… 2
2. 血糖値の体内での調節 ……………………………………… 8
3. カロリー計算と主食設定 …………………………………… 11
4. 糖質制限とカーボカウント ………………………………… 15
5. インスリン分泌能とインスリン抵抗性，
   Matsuda index …………………………………………… 19
6. 治療のパラダイムシフトとは？ …………………………… 28
7. 薬物介入と durability の考え方 …………………………… 30
8. 皮下注射インスリン作用の dynamics …………………… 38
9. 長時間作用 GLP-1 受容体作動薬の dynamics ………… 44
10. EXCEL 表の使用方法 ……………………………………… 46
11. 治療結果の評価，管理目標 ………………………………… 50
12. SMBG 機器による血糖モニター ………………………… 52
13. CGM，CSII および SAP の利用 ………………………… 55
14. 遠隔診療（情報通信機器を用いた診察）………………… 58

II 実践編

1. 診療と記録 ……………………………………………… 62
2. 低血糖による事故を避けるために（公安委員会への届）…… 66
3. 栄養指導と在宅指導 …………………………………… 69

● 症例実践

4. 検診での異常値や高血糖での紹介 …………………… 72
   - 健診での血糖異常値① ……………………………… 72
   - 健診での血糖異常値② ……………………………… 73
   - 糖尿病診断ありの紹介例 …………………………… 75
5. 肥満 ……………………………………………………… 77
   - 肥満①：服薬で継続した症例 ……………………… 77
   - 肥満②：GLP-1 受容体作動薬使用 ………………… 79
   - 肥満③：減量手術例 ………………………………… 81
6. 足潰瘍 …………………………………………………… 85
   - フットケア …………………………………………… 85
7. 糖尿病性腎症（透析予防）…………………………… 87
   - 糖尿病性腎症の透析予防指導 ……………………… 87
8. 肝機能異常の症例 ……………………………………… 90
   - 脂肪肝（NAFLD）→肝硬変 ………………………… 90
9. インスリン使用 1 型糖尿病 …………………………… 92
   - 1 型糖尿病①：インスリン強化療法 ……………… 92
   - 1 型糖尿病②：CSII 症例（SAP）…………………… 94
10. インスリン使用 2 型糖尿病 ……………………………97
    - 基礎インスリン＋ GLP-1 受容体作動薬 …………… 97
11. ステロイド使用の患者 ……………………………… 100
    - ステロイド使用①：服薬対応 …………………… 100
    - ステロイド使用②：レベミル®での対応 ………… 101

- ステロイド使用時のインスリン初期設定の要点 ……… 103
12. 術前血糖管理依頼（食事が一定しない症例） ………… 104
    - 消化器癌術前血糖管理依頼 …………………………… 104
13. 糖尿病を有する妊婦 ……………………………………… 107
    - 妊娠糖尿病 ……………………………………………… 107
    - 2型糖尿病患者の妊娠 ………………………………… 108
    - 1型糖尿病患者の妊娠 ………………………………… 111
14. 認知症 ……………………………………………………… 114
    - 高齢者の認知症 ………………………………………… 114
    - 認知症患者の地域ケア ………………………………… 116
15. 低血糖 ……………………………………………………… 118
    - ACTH単独欠損症 ……………………………………… 118
    - 低血糖への対応 ………………………………………… 119

練習問題 ………………………………………………………… 121

Ⅲ 資料編

1. 外来の診療ツール ………………………………………… 130
2. 電子カルテの書き方と統一化 …………………………… 137
3. インスリン自己注射の説明 ……………………………… 140
4. インスリンの剤型について ……………………………… 145
5. 血糖管理アルゴリズムの解説 …………………………… 147
6. 筆者推奨血糖管理アルゴリズム ………………………… 149
7. 患者向けテキストについて
   （糖尿病教室用，透析予防指導用）……………………… 150
8. 糖尿病教室（施設基準や研修施設として必須）………… 151
9. 保険診療での配慮（指導管理料など）…………………… 153
10. 海外旅行の際のアドバイス ……………………………… 155
11. 臨床指標とクリニカルアウトカム ……………………… 157
12. 経口血糖降下薬―主要薬剤の用量用法と特徴 ………… 160

練習問題の答 ……………………………………………………… 168
用語・略語と補足説明 …………………………………………… 174
文献 ………………………………………………………………… 179
あとがき・謝辞 …………………………………………………… 183
索引 ………………………………………………………………… 185

まえがき

　日本では，内科の専門医のトレーニングは基本的には病棟で行うことになっている．病棟での血糖管理は『病棟血糖管理マニュアル―理論と実践― 第2版』(2014年) に詳しく記述した．インスリンを経静脈的に用いる方法論を示した書籍では，類書はないと感じる．一方で内分泌・代謝領域の専門医として糖尿病患者を診療するトレーニングは外来でも行う．病棟と異なり経口薬や皮下注射製剤の自己注射指導を行う．患者のニーズも多様である．さらに保険診療という枠組みがある．数多くの糖尿病患者管理の書籍や情報が溢れている一方で，具体的に血糖管理をどうしてよいのか戸惑うことが多いようである．

　本書では，血糖降下薬の基礎的な知識をまとめた上で，専門外来で血糖管理をどのようにしてゆくかを提示する．理論編では応用が効くような基本的な知識と考え方を示し，実践編では，個々の症例に対してどのように対応するかを示した．内分泌・代謝領域の専門医のみではなく，一般臨床医が患者と相談しながら外来で診療する場合に役立つはずである．インスリン自己注射の用量に関する指導も，看護師が特定行為でできるようになっており，本書が多くの方々に読んでいただけることを期待する．

　具体的には，「糖尿病」というより基本的に血糖管理やインスリン・血糖降下薬の使い方という観点から書いている．糖尿病治療のパラダイムシフトについて述べ，最近の血糖改善の薬物介入について確認する．各種の薬物の特性を理解し治療に応用していただく提案も本書の意義と考える．なお，処方は1日量でなく1回量を記載する書式とした．

　前述のように，患者自身への情報としても本書は有益だと考えて

いる．本書が血糖上昇という病態に現実的に対応するガイドとなれば幸いである．血糖管理はある程度理屈を知って安全に行うべきものである．安全で有効な患者指導ができるようにこのマニュアルを活用していただければ重ねて幸いである．

● Webで公開プログラムをご利用いただけます●

　本書で紹介されたEXCEL表などを，小社ホームページよりご利用いただけます．公開プログラムのご利用には登録（無料）が必要です．以下の手順でご登録ください．

1) 金原出版ホームページ内の特設ページ（http://www.kanehara-shuppan.co.jp/bg/）にアクセスの上，ユーザー登録をしてください．ユーザー登録には以下のキーコードが必要です．

登録用キーコード：TN10164R

2) ユーザー登録が完了すると，入力したメールアドレスにログインID・パスワードをお知らせします．

3) メールに記載されたログインID・パスワードを入力して特設ページにログインしてください．

● 動作条件
　Microsoft Excel®，AdobePDF® が利用できるパソコン．詳細は小社ホームページをご確認ください．

● 免責事項等
1. 本公開プログラムはWindows® Vista，7，8およびExcel® 2007，2010，2013での動作を確認していますが，お使いのコンピュータによってはご利用できない場合もあります．
2. 本公開プログラムを利用することによる結果については，著者および金原出版株式会社は一切の責任を負いません．
3. 本公開プログラムの配信は，著者または金原出版株式会社の都合により終了できるものとします．

◆本公開プログラムの著作権は著者に帰属します．無断改変，無断頒布を固く禁じます．
◆Microsoft Excel®は，米国Microsoft Corporationの米国および/またはその他の国における商標または登録商標です．
◆Acrobat®，AdobePDF®は，Adobe Systems Incorporated（アドビシステムズ社）の米国および/またはその他の国における商標または登録商標です．

I
理論編

外来診療において

どのように病態を評価し

対処方法を考えますか?

▶▶▶ I 理論編

1 高血糖状態の理解

　最初に糖尿病患者あるいは疑い患者を目の前にしたら，以下に注意する．まず，はっきりと糖尿病の診断がついているかの確認が必要である．よく「血糖が高めだといわれた．」という方がいる．また，健診結果を持参する場合もあれば，他の医師からの紹介の場合もあり，予断を持って糖尿病としてしまわないように注意する．

　糖尿病の診断に必要な検査は空腹時血糖，随時血糖，経口ブドウ糖負荷試験（oral glucose tolerance test：OGTT），HbA1cであるが注意が必要である（p.4参照）．

　また米国のように，HbA1cのみで診断することがよく議論にのぼるという．しかし，食後のみの顕著な高血糖症例もあることや，妊娠糖尿病では血糖基準が異なり，血糖基準は外せないと感じる．

ブドウ糖代謝

　血中ブドウ糖濃度（plasma glucose concentration：PGあるいはblood glucose：BG）が上昇し（痛くもかゆくもないが），放置すると問題（網膜症，腎症など）が起こるので病気として介入する．このような状態が糖尿病（diabetes mellitus）である．この時点で糖尿病の確定診断がついていない場合には，診断についてまず相談する．

　まずブドウ糖はどこから来るのか？ 脳の唯一のエネルギー源であるブドウ糖は，主食から摂取されることが多い．逆に，脳の唯一のエネルギー源を直接補給できるので，ごはん，パン，麺類，イモ類を「主食」と表現しているのであろう．これらの食物にあるデンプンは，腸から吸収される際にブドウ糖として血中に入り，ほぼ100％体内に吸収される．主食から直接摂ったブドウ糖は，血糖上

昇に非常に大きく寄与している（1食分で血糖値500 mg/dLも上昇する）．患者にはともかく「どんぶり飯を食べていて血糖が下がるはずはない」のである．ブドウ糖は脳が唯一のエネルギー源としているほどで，種々の物質と非常に反応しやすくくっついてしまい，組織を障害するという表現をしてみる．ここでカロリー計算を患者に提示する（p.12参照）．

さて，夜眠っている時でも脳は動いている．これは肝臓がブドウ糖を作り脳の活動を支えているからである．糖質を摂らなければ血糖が低下してゆくのみかというと，そうではない．主食以外でも，原料となる物質を蓄えていると，それを基に肝臓がブドウ糖を作るため血糖値は上昇する．そのため，全体カロリー摂取も多くならないように気をつける．ただし，脳が利用するブドウ糖より摂取量が少ないと，体はブドウ糖を作ることになる．つまり血糖は上昇しやすくなり，極端な糖質制限は逆効果となる．

高血糖状態では血中浸透圧が上昇し，危険な状態となるが，体には安全装置がついており，尿から糖を出してくれる．それで「糖尿病」という病名が付いているのだが，尿から糖を出すことは体を守るのに必要なことである．浸透圧利尿がかかるため尿量が増えるので，水分摂取が重要である．口渇があるからと我慢してはいけない（ただし，スポーツドリンクやジュースなどは糖質を含むのでNG．カロリーゼロのコーラはOK）．高血糖の場合，まず水分をしっかりと摂っていれば，尿からブドウ糖が出て血糖値は低下し，生命に危険が及ぶことはまずない．しかし，水分摂取が十分でないと命にかかわることがある．

糖尿病の診断基準値

① HbA1c ≧ 6.5%，② FPG（8時間以上絶食）≧ 126 mg/dL，
③ 負荷後（ブドウ糖服用開始後）2時間血糖値 ≧ 200 mg/dL，
④ 随時血糖 ≧ 200 mg/dL

基本的に①〜④のどれかを満たせばよい．ただし，米国と日本では診断の考え方が異なる．

2つの検査結果が一致しない場合には，糖尿病が存在するものとして管理する．例えば1型糖尿病発症時のHbA1cが正常でも，血糖のみ高値の場合が存在する．明らかな糖尿病合併症や症状があれば確定診断としてよいが，検査のエラーなども勘案して再検する場合，米国では同じ検査（1回目HbA1cで異常があれば，2回目もHbA1c）を勧めている．日本では血糖の基準（②〜④）のいずれかを満たすことを必須としており，再検査はHbA1c以外の異なる検査を推奨している．

OGTTの結果は，他の検査結果よりも優先して解釈することが多い．OGTTは必須ではなく，行わなくても糖尿病と診断できる場合には実施しない．

妊娠糖尿病の診断基準と管理

血糖が上昇し，放置すると問題が起こる状況が糖尿病であり，妊婦の場合には特有の問題が起こる．健常妊婦の場合にはFPGは70〜75 mg/dL程度となり，血糖が上昇しない仕組みが存在する．妊娠週数が進み血糖が少しでも上昇すると，胎児がインスリンを分泌できるようになり，胎内で大きく成長してしまう．過剰なインスリン分泌により巨大児（誕生時体重4 kg以上）となると，進化の過程では母子ともに死亡したからであろう．

妊娠糖尿病は以下の診断基準のうち，①〜③のどれか1つでも該当すれば，妊娠糖尿病として管理する．

> 75gOGTTで① FPG ≧ 92mg/dL，②負荷後1時間値≧ 180mg/dL，③負荷後2時間値≧ 153mg/dL

　管理基準は毎食前血糖100mg/dL未満，食後（食べ始めから）2時間血糖120mg/dL未満で，そうなるように1日6回のSMBG (self monitoring of blood glucose) とインスリン強化療法を行う．この際のインスリン選択は，持効型ではインスリンデテミルを用いる．また，インスリンデテミルの朝，夕2回使用もよくある．あるいは，CSII (continuous subcutaneous insulin infusion) を行う．

糖尿病の分類と診断名のコーディング

　糖尿病は病因により1型糖尿病，2型糖尿病，その他特定の機序・疾患による糖尿病，妊娠糖尿病の4つに分類される．
　ICD-10（2013年版）において1型糖尿病はE10，2型糖尿病はE11というコードとなっている．問題は「2型＜インスリン非依存性＞糖尿病＜NIDDM＞」などとなっており，過去のインスリン非依存性という考え方の「Ⅱ型糖尿病」がそのまま踏襲されている．また，E12「栄養障害に関連する糖尿病」という分類も存在する．病名の分類として，さらに合併症の状況などにより**表Ⅰ-1**のように区分されている．2018年に制定される予定のICD-11においてはどのような取り扱いになるのであろうか．
　糖尿病の診療において，糖尿病専門医が行っている分類とICD-10が対応していない点は困ることである．さらに，DPC診療においては病名でコストが決まるが，糖尿病の場合には全く当てはまらないと感じる．実際には，糖尿病はDPC診療によらない外来診療

が主であり，現在のところあまり問題となっていないだけかもしれない．外来をDPC診療にしようとする動きはあり，外来診療実態のデータが集積・解析されていると聞いており，さらにこの動きは強化されよう．

　2016年1月からICD-10（2013年版）が正式に用いられている．これは法律で強制されることでもある*．では，2015年12月まではどうなっていたかというと，ICD-10（2003年版）が用いられていた．こちらはそもそも，Ⅰ型もⅡ型も言葉として出てこなかった．厚生労働省は2003年版では，例えば2型糖尿病であるE11について「インスリン非依存性糖尿病＜NIDDM＞」とし，2013年版では「2型＜インスリン非依存性＞糖尿病」とし「NIDDM」と併記している．

　米国では2015年10月1日より，保険診療申請ではⅡ型糖尿病でなく2型糖尿病（ICD-10-CMでE11，CM：clinical modification）に強制的に統一されている．

---

*統計法（平成19年法律第53号）第28条第1項の規定に基づき，第2条第9項に規定する統計基準として，平成27年2月13日付け総務省告示第35号をもって「疾病及び関連保健問題の国際統計分類ICD-10（2013年版）」に準拠する．「疾病，傷害及び死因の統計分類」は，平成28年1月1日から施行し，同日以後に作成する公的統計の表示に適用される．

表Ⅰ-1 ICD-10（2013年版）における合併症などの状況による糖尿病の区分[1]

4桁細分類項目は項目 E10-E14 に使用する：
0　昏睡を伴うもの
糖尿病性：
・ケトアシドーシスを伴うまたは伴わない昏睡・高浸透圧性昏睡
・低血糖性昏睡
高血糖性昏睡 NOS
1　ケトアシドーシスを伴うもの
糖尿病性：
・アシドーシス　　　昏睡の記載のないもの
・ケトアシドーシス
2†　腎合併症を伴うもの
糖尿病性腎症＜ネフロパシー＞（N08.3*）
内毛細管性糸球体ネフローゼ（N08.3*）
キンメルスチール・ウィルソン＜Kimmelstiel-Wilson＞症候群（N08.3*）
3†　眼合併症を伴うもの
糖尿病性：
・白内障（H28.0*）
・網膜症（H36.0*）
4†　神経（学的）合併症を伴うもの
糖尿病性：
・筋萎縮症（G73.0*）
・自律神経ニューロパチ＜シ＞ー（G99.0*）
・単ニューロパチ＜シ＞ー（G59.0*）
・多発（性）ニューロパチ＜シ＞ー（G63.2*）
・自律神経（G99.0*）
5　末梢循環合併症を伴うもの
糖尿病性：
・え疽・末梢血管症＜アンギオパシー＞†（I79.2*）
・潰瘍
6　その他の明示された合併症を伴うもの
・糖尿病性関節障害†（M14.2*）
・神経障害性†（M14.6*）
7　多発合併症を伴うもの
8　詳細不明の合併症を伴うもの
9　合併症を伴わないもの

▶▶▶ I 理論編

2 血糖値の体内での調節

糖代謝の基礎知識

> 食事から糖質として摂取するブドウ糖
>   毎食75g程度，1日に糖質約200g摂取している．
> 肝臓からのブドウ糖
>   1時間に8〜10g，1日で約200g産生される．
>   1時間に体全体で8〜10gのブドウ糖が使われる．
> 脳のブドウ糖使用量
>   1時間で約5g，1日約120g（糖質約100g相当）使用する．
> SGLT2阻害薬を服用すると
>   1時間で3gのブドウ糖が出てゆく（早朝でも）．
>   食後は1時間で6gなどと，血糖が高いほど出る量も多い．

上記のように，具体的に脳は1日120gのブドウ糖を使う．また肝臓は，1分あたり2.2mg/kg（体重）程度のブドウ糖を産生する．例えば60kgの体重では，1日にすると190gとなり，約200g弱を産生している．一方，食事でもその程度の糖質を摂取している．実際には1食あたり75g程度である．OGTTは1食あたりの糖負荷を想定している．

肝臓からの糖産生と経口糖摂取は，1日で考えるとほぼ同じ程度である．インスリンがブドウ糖代謝に必要とすると，食事による追加インスリン分泌補充量の1日合計量と，基礎分泌補充量はほぼ同じになるのが基本となるのは当然といえよう．糖質摂取が多めで肥満度は低い場合には，基礎分泌補充量が少なめになることもある．

糖質摂取による血糖上昇について，75gOGTTを60kgの体重の患者に行うことを想定して話をする．ブドウ糖は体重の1/4のス

ペースに素早く分布する．つまり，15L（＝150dL）に75g（75,000mg）を均一に溶かすと，濃度は500mg/dL（＝75,000mg÷150dL）となる．低血糖で血糖を50mg/dL上昇させたければ7.5gもあればよいが，実際には10gブドウ糖を用いる．甘ければなんでもよいというものではなく，必ずブドウ糖を用いる．10gだけで1時間くらいは効果が続く．

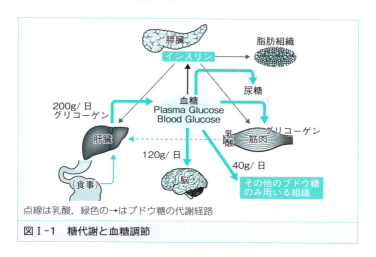

点線は乳酸，緑色の→はブドウ糖の代謝経路

図 I-1　糖代謝と血糖調節

血糖管理目標

「糖尿病は血糖値が高く，放置すると合併症を起こす病気」として，FPG（空腹時血糖値）が126mg/dL以上，随時血糖値や75gOGTT（5分以内に75gブドウ糖を飲用させる）にて，飲用開始後2時間値が200mg/dL以上であることが診断基準とされている．したがって，まず血糖管理の目標はこの血糖値以上にならないようにすることであろう．現実には空腹時血糖：90～120mg/dLをめざしていくことが多い

> 空腹時血糖値 (mg/dL) = HbA1c(%) × 20

　上記の式は，HbA1cが7〜8％の場合でほぼあてはまる．
　個人により目標は異なり，HbA1cは可能なら6％未満，一般には7％未満，少なくとも8％未満をめざす．
　妊婦の血糖管理目標は食前100 mg/dL未満，食後（食べ始めから）2時間で120 mg/dL未満，朝食前は95 mg/dL未満が薦められる．グリコアルブミンでは14.8％未満がよいとされる．

> グリコアルブミン (%) = HbA1c (%) × 3

　術前では空腹時140 mg/dL未満，HbA1cは可能であれば7％未満がよい．重症患者の場合には140〜180 mg/dLを目標にする．

▶▶▶ I 理論編

3 カロリー計算と主食設定

　まず身長と体重を確認する．肥満かどうかが重要であり，腎機能，血圧，肝臓の状態なども確認が必要である．

食事のエネルギー量と生活活動強度

　食事によって摂取する1日エネルギー量の計算では，肥満があれば標準体重[22 (kg/m^2) × 身長 (m) × 身長 (m)]に25 (kcal/kg BW)を乗じる．腎症が進行し，蛋白尿が1日1g以上であれば35を乗じ，それ以外では30を乗じて計算するのが普通である．この係数を生活活動強度という．

　運動は，合併症を評価して問題がなければ許可する．増殖性網膜症や蛋白尿，心筋虚血が存在する場合，運動は勧めない．しかし最近は，ある程度進行した合併症があっても，適量を評価し勧める場合もある．

ブドウ糖と糖質

　ブドウ糖の分子量は180である．デンプンなどの糖質はブドウ糖が重合したもので，重合する際に分子量18の水が取れる．したがって，糖質の重量は同量のブドウ糖相当より1割軽い．ただし，カーボカウントではその誤差を無視することが多い．1日に脳は120g (糖質約100g) のブドウ糖を必要とするが，これはすべて水と二酸化炭素に分解されてしまう．もし100g未満の糖質摂取であれば，脳に対してブドウ糖を供給するため，余分に新しくブドウ糖を作ることが必要になる．

　赤血球でブドウ糖が利用される場合には，乳酸 (分子量90) にまでしか分解されず，筋肉でも水と二酸化炭素まで分解されない場合

には乳酸として回収される．ほかに，ブドウ糖の原料とするには，アミノ酸（主にアラニン）かグリセロールを利用する．脂肪の脂肪酸の部分はブドウ糖にならない点に留意が必要である．

いわゆる主食（ごはんまたはパン）の量について確認する．2,000 kcalの食事では，1食あたりごはん200 gまたは食パン6枚切が2枚として，患者のカロリー設定により指導する．これは米2合を炊いて3回で食べる量でもある．電子レンジで加熱する1食分のごはんも，一般に200 gで売られている．食パン1斤が大人1日分（2,000 kcalの食事の主食）とすると，6枚切で1食あたり2枚というと納得してもらいやすい．カロリー量では75 g×4で300 kcalが1食の目安となる．例えば1,600 kcalであれば1食あたりごはん100〜160 gと指導する．

低血糖について

脳は一定量しかブドウ糖を用いない．血糖が高いからといって脳がよく動くということはないが，逆に低血糖だと脳は動かなくなり，意識がなくなってしまう．低血糖の症状（手の震え，動悸，冷や汗）は，脳にブドウ糖を送るために血糖値を上昇させる体の交感神経の反応である．

低血糖は69 mg/dL（妊婦では59 mg/dL）以下の場合に処置が必要である．そして繰り返しになるが，甘ければどんな糖類でもよいというものではなく，脳はブドウ糖しか用いない．ブドウ糖10 gをまず服用する．50 mg/dLほどの血糖上昇が期待でき，1時間は効果がある．食前に血糖をモニターし，低血糖の場合には必ずブドウ糖を用いる．食事をするからいいという患者がいるが，もし用いないと次のような状態に陥る．

1. 脳が動かず意識がなくなったら食事ができなくなる．
2. 低血糖が続くほど体は血糖を上昇させようとしており，食後に血糖が非常に高くなる．
3. 無自覚性低血糖の原因となり，運転免許も取れなくなる*．

*道路交通法施行令第33条2の3による

「低血糖」の重症度

2017年度版のADA/EASDのStandards of Medical Care in Diabetesから，低血糖の重症度について以下のように定義された[2]．薬物の臨床治験で低血糖として報告する場合の指標としては，今後このような基準に統一される可能性がある．

表Ⅰ-2 低血糖の重症度

重症度	血糖の基準値	解説
Level 1：注意値	≦70 mg/dL (3.9 mmol/L)	ブドウ糖治療と治療変更が必要な低血糖
Level 2：臨床的に顕著な低血糖	<54 mg/dL (3.0 mmol/L)	臨床的に重大な低血糖
Level 3：重篤な低血糖	閾値設定なし	意識障害を伴い自力で回復できない低血糖

(ADA：6. Glycemic Targets：Standards of Medical Care in Diabetes-2017. Diabetes Care. 2017 Jan；40 (Suppl 1)：S48-S56.[2] S54 より著者訳出のうえ引用)

血糖を低下させ体重を管理するには

筋肉は安静時には脂肪酸を主なエネルギー源としている．心臓も一定で動く場合には脂肪酸が主なエネルギー源である．一方，骨格筋は，急に動く場合にはブドウ糖を用いる．少しでも骨格筋を動かすと血糖が低下することに寄与しやすい．ただし，血糖低下だけでなく，減量も目指すのであれば，脂肪を燃やすことが必要である．その場合，30分以上の運動でないと，筋肉では脂肪燃焼が主にならない．

また，減量時には，糖質をブドウ糖相当で少なくとも1日50g程度は摂取しないと，アミノ酸がブドウ糖産生に使われてしまい，筋肉量が減少するとされる．筋肉量を維持しながら脂肪を燃やすのであれば，ブドウ糖は1日50〜100gは必要であろう．

筋肉を維持するための運動も不可欠である．もしSGLT2阻害薬を用いて脂肪のみを減らすのであれば，尿糖喪失を考慮に入れ1日50gはブドウ糖摂取がプラスとなっていることや，アミノ酸補給と運動が有用となる．

運動選手に注意すること

運動選手などへのアドバイスを要求される場合がある．一般に，試合の前1週間ほど若干カロリーを制限しておいて，前日に糖質の多い食事でグリコーゲンを筋肉にしっかりと蓄えさせ，試合当日にビタミンBを服用させるといったこともよいかもしれない．

なお，インスリンの使用はドーピング違反（世界アンチ・ドーピング機構WADAにより「常に禁止される物質」に指定されている）となるので，1型糖尿病の運動選手に対して確認が必要であろう．「糖尿病治療のためにインスリンを使用している」という証明書を作成する．

▶▶▶ I 理論編

4 糖質制限とカーボカウント

1カーボという表現がある.これは糖質何gに相当するか? それを知らなくても外来診療はできるかもしれないが,1型糖尿病患者を前にしてこれについて語れないと,うまくコミュニケーションができないであろう.CSIIの機器でも,食事の際のインスリンの注入量設定時に,単位数ではなくカーボ数を入力するオプションもある.しかし,日本(10g)と米国(15g)では,なんと1カーボあたりの糖質量のg数が異なる!

こうしたこともあり,実際の栄養指導においては,カーボというのは混乱するので,糖質何gかで相談するのがよいとも感じる.糖質一定量,例えば糖質1gについてインスリンが何単位必要か,を考えるのである.日本人の場合,点滴や経管栄養では5gにつき1単位,経口では10gにつき1単位が標準的である.

> 5gのブドウ糖につきインスリン1単位(点滴や経管栄養).
>
> 10gのブドウ糖につき1単位(経口摂取).
>   → 10gのブドウ糖で血糖が50mg/dL上昇する.
> 50mg/dLについて1単位のインスリンを追加して補正する.

1,800ルールと300ルール

血糖低下の個人差について1,800ルール[3]を用いて確認することがある.

> 1,800ルール
> 1,800÷(1日必要インスリン総単位数)

これは，1単位超速効型インスリンを用いた場合の血糖低下（mg/dL）に相当するというものである．

また，カーボカウントでは300ルールを用いる（米国では500）．

> **300ルール**
> 300÷（1日必要インスリン総単位数）

こちらは，超速効型インスリンを1単位用いた場合の糖質（g）に相当するというものである（すなわち10gで60mg/dL血糖上昇）．

食事量の設定による糖質制限

糖質制限は血糖値を低下させる有力な方法となる．なにしろ1食あたりのブドウ糖を75gとすると，血糖値は500mg/dLも上昇することになるからである．追加インスリン補充が補正よりも大きなウェイトを占めることはすぐに理解できよう．

主食の摂取量について，少なくともカロリー設定から，ごはんと食パンについては患者に医師から説明するのがよいと感じる（p.12参照）．カロリー設定やごはんの量について，説明を受けていない糖尿病患者が結構いることは問題である．主食の量を患者に説明する場合に，上限のみではなく下限についても確認するのがよいであろう．例えば1日1,600 kcalの設定であれば，1食のごはんの量を100〜160gにするといった感じである．

食事療法にはさまざまな種類があるが，定型的な食事について減量効果をまとめた表がJAMA誌[4]に掲載されている（**表Ⅰ-3**）．左下半分が半年後，右上半分が1年後の減量効果であり2つの食事療法を比較することができる．

表 I-3　定型的な食事についての減量効果

6-mo Weight Loss, kg ＼ 12-mo Weight Loss, kg	4.10 (1.30 to 6.91)	4.51 (2.37 to 6.73)	7.19 (3.83 to 10.63)	6.35 (3.88 to 8.89)	5.95 (3.23 to 8.72)	5.90 (3.88 to 8.05)	6.55 (3.42 to 9.79)	6.42 (3.04 to 9.70)	5.98 (0.63 to 11.46)	6.47 (3.56 to 9.45)	NA	NA	4.15 (0.36 to 8.05)
6.02 (4.20 to 7.81)	**No diet**	0.41 (-1.98 to 2.82)	3.08 (-0.52 to 6.76)	2.27 (-0.22 to 4.77)	1.85 (-0.97 to 4.65)	1.79 (-1.02 to 4.70)	2.45 (-0.63 to 5.59)	2.34 (-2.07 to 6.59)	1.88 (-3.62 to 7.43)	2.36 (-1.24 to 6.00)	NA	NA	0.05 (-4.14 to 4.30)
7.67 (5.79 to 9.56)	1.65 (0 to 3.34)	**LEARN**	2.69 (-0.73 to 6.10)	1.86 (0.29 to 3.40)	1.45 (-0.75 to 3.61)	1.40 (-0.54 to 3.37)	2.04 (-0.55 to 4.69)	1.92 (-2.20 to 5.87)	1.48 (-3.45 to 6.40)	1.96 (-0.98 to 4.87)	NA	NA	-0.36 (-4.06 to 3.39)
8.26 (5.87 to 10.66)	2.25 (-0.18 to 4.72)	0.59 (-1.75 to 2.95)	**Moderate macronutrient**	-0.83 (-4.46 to 2.75)	-1.23 (-4.56 to 1.97)	-1.28 (-4.84 to 2.31)	-0.64 (-4.58 to 3.31)	-0.77 (-5.72 to 3.93)	-1.20 (-7.27 to 4.80)	-0.71 (-4.88 to 3.41)	NA	NA	-3.02 (-7.93 to 1.87)
10.14 (8.19 to 12.12)	4.13 (2.40 to 5.88)	2.48 (1.55 to 3.44)	1.88 (-0.55 to 4.34)	**Low fat**	-0.42 (-2.79 to 1.96)	-0.45 (-2.74 to 1.90)	0.19 (-2.50 to 2.91)	0.07 (-4.25 to 4.19)	-0.37 (-5.54 to 4.82)	0.11 (-3.05 to 3.25)	NA	NA	-2.22 (-6.17 to 1.79)
8.44 (6.42 to 10.44)	2.42 (0.60 to 4.26)	0.77 (-0.39 to 1.92)	0.17 (-2.05 to 2.36)	-1.71 (-3.09 to -0.35)	**Atkins**	-0.05 (-2.66 to 2.62)	0.60 (-2.50 to 3.46)	0.48 (-2.25 to 3.46)	0.04 (-5.32 to 5.42)	0.52 (-2.93 to 3.97)	NA	NA	-1.80 (-5.98 to 2.46)
7.26 (5.25 to 9.27)	1.24 (-1.08 to 3.58)	-0.41 (-2.35 to 1.54)	-0.99 (-3.69 to 1.63)	-2.88 (-4.94 to -0.88)	-1.17 (-3.27 to 0.90)	**Zone**	0.65 (-2.37 to 3.61)	0.52 (-3.50 to 4.31)	0.08 (-5.29 to 5.39)	0.57 (-2.41 to 3.44)	NA	NA	-1.75 (-5.52 to 1.96)
9.03 (6.44 to 11.66)	3.02 (0.62 to 5.45)	1.36 (-0.72 to 3.43)	0.77 (-2.18 to 3.67)	-1.12 (-3.24 to 1.00)	0.59 (-1.58 to 2.75)	1.77 (-0.84 to 4.40)	**Weight Watchers**	-0.12 (-4.66 to 4.40)	-0.57 (-6.19 to 5.05)	-0.08 (-3.88 to 3.64)	NA	NA	-2.39 (-6.88 to 2.05)
5.78 (3.29 to 8.29)	-0.23 (-3.26 to 2.81)	-1.89 (-4.99 to 1.22)	-2.49 (-5.93 to 0.95)	-4.36 (-7.53 to -1.22)	-2.66 (-5.79 to 0.52)	-1.48 (-4.65 to 1.67)	-3.25 (-6.85 to 0.23)	**Ornish**	-0.44 (-6.76 to 6.06)	0.05 (-4.35 to 4.53)	NA	NA	-7.20 (-7.20 to 2.86)
9.87 (5.54 to 14.23)	3.86 (-0.37 to 8.11)	2.20 (-1.71 to 6.11)	1.62 (-2.95 to 6.16)	-0.28 (-4.30 to 3.74)	1.44 (-2.63 to 5.51)	2.61 (-1.76 to 6.98)	0.84 (-3.59 to 5.31)	4.09 (-0.88 to 9.11)	**Jenny Craig**	0.49 (-5.31 to 6.20)	NA	NA	-1.82 (-8.08 to 4.32)
6.56 (2.75 to 10.29)	0.54 (-3.51 to 4.55)	-1.13 (-5.09 to 2.77)	-1.72 (-5.98 to 2.48)	-3.60 (-7.54 to 0.29)	-1.90 (-5.89 to 2.08)	-0.70 (-4.53 to 3.02)	-2.50 (-6.83 to 1.80)	0.76 (-3.69 to 5.17)	-3.33 (-8.87 to 2.14)	**Volumetrics**	NA	NA	-2.32 (-6.44 to 1.87)
5.43 (1.50 to 9.31)	-0.58 (-4.42 to 3.23)	-2.23 (-6.22 to 1.69)	-2.84 (-7.49 to 1.73)	-4.71 (-8.70 to -0.78)	-3.00 (-7.10 to 1.05)	-1.82 (-6.27 to 2.59)	-3.58 (-8.03 to 0.80)	-0.35 (-4.89 to 4.16)	-4.42 (-8.87 to 1.14)	-1.13 (-6.40 to 4.24)	**Rosemary Conley**	NA	NA
7.41 (4.63 to 10.18)	1.40 (-1.66 to 4.43)	-0.26 (-3.39 to 2.85)	-0.85 (-4.58 to 2.83)	-2.74 (-5.90 to 0.41)	-1.03 (-4.27 to 2.24)	0.15 (-3.38 to 3.65)	-1.62 (-5.27 to 2.03)	1.62 (-2.12 to 5.38)	-2.45 (-7.53 to 2.53)	0.86 (-3.98 to 5.72)	1.97 (-2.18 to 6.19)	**Biggest Loser**	NA
NA	NA	NA	NA	NA	NA	NA	NA	NA	NA	NA	NA	NA	**Nutrisystem**
													Slimming World

上手な糖質の利用法

 糖質制限は，最初の半年間はよく体重が減るが，その後リバウンドするようである．また，極端な糖質制限は，脳で使用するブドウ糖を作る必要が生じることから，インスリンよりグルカゴン優位となり，かえって血糖が上昇しやすくなる．妊娠糖尿病患者でこのような状況がよく見られる．

 逆に，ある程度の糖質を摂取させることで，高血糖（特に食後）が是正される．全体のカロリーが過多にならないように，極端なことをせず，個々の患者にあった継続できる食事療法を管理栄養士と相談していただく．

5 インスリン分泌能とインスリン抵抗性，Matsuda index

▶▶▶ I 理論編

　インスリンを補う場合に，どの程度インスリンが効くのかを知ることが非常に大事である．特にインスリン分泌があまりない症例ほどこのことは重要である．インスリン分泌については，実践上では血糖が上がっていれば，ともかくインスリン分泌が不足しているという理解でよい．空腹時血糖が上昇していれば基礎分泌が不足し，食後血糖値が上昇していれば追加分泌が不足している．

　経口薬を用いるかインスリンを用いるかの判断，経口薬のうちどの薬物を用いるかを考える場合にも，インスリン分泌能とインスリン抵抗性は重要である．

　HbA1cが10％程度で来院した場合や，随時血糖値が300 mg/dL以上で来院した患者には次のように説明をして，速やかなインスリン導入を進める．

> 「インスリンが出ていれば血糖がこんなに上昇するわけはありません．インスリンを作る膵臓のβ細胞は既に半分は死んでいるはずです．残りのβ細胞も生きてはいますが，このまま高血糖でインスリンを無理に出す負荷がかかり続けると，遠からず全滅してしまいます．インスリンを外から投与して，β細胞をお休みさせましょう．」

インスリン分泌能の評価方法

　インスリン分泌能の評価方法（**表 I-4**）として，最近ではdisposition indexという考え方が定着している[5]．IGI（insulinogenic index：75 gOGTTで30分間に増えた血中インスリン濃度を血糖の変化で割る）のように，実際のブドウ糖刺激に対して分泌されたインスリンを評価する絶対的なインスリン分泌測定を，さらにイン

スリン抵抗性で補正したものである．なぜそのようなことをするかというと，インスリン感受性のよい人はインスリン分泌が少なくてもよいように分泌状態が変化しており，また，インスリン抵抗性のある人はインスリン分泌が多く出やすくなっているため，実際の分泌を補正し分泌能を評価する必要があるとするのである．インスリン抵抗性のある人では，見かけのインスリン濃度の高さほどはインスリン分泌がされていない（十分に出ていない）という評価方法である．つまり，インスリンが相対的に不足し血糖が上昇することを反映する評価方法が，インスリン分泌能評価で問われている．ちなみに，インスリン抵抗性を反映するのは血中インスリン値，インスリン分泌不全を反映するのは血糖値（血中インスリン値やC-ペプチド値でなく）であるということを再認識して欲しい．

一方，インスリン分泌が枯渇しているかどうかを評価する指標もいくつか知っておくべきである．また，インスリノーマのような極端な分泌亢進の指標も知っておくべきである．インスリノーマについてはインスリン値を血糖（とインスリン分泌の血糖閾値）で補正したもの，そうでない場合のインスリン分泌はC-ペプチドを血糖（とインスリン分泌の血糖閾値）で補正した値がよい[6]．

しかし，臨床的にまずインスリン導入をするかどうか判断が必要なのは，空腹時血糖が200mg/dLを超えた場合や随時血糖が300mg/dLを超えた場合であり，基本的には血糖を重要視すべきである．これはdisposition indexの考えに合致する．

インスリン離脱可能かの判定には，糖尿病罹病期間が役に立つ．診断して5年未満の2型糖尿病の場合には離脱可能で，10年以上では離脱困難という目安になる[7]．表I-4で，インスリン分泌が低下していない場合には，GLP-1受容体作動薬への切り替えが可能であり，若干低下している程度であれば，基礎インスリン補充とGLP-1受容体作動薬の併用を考慮する．

表Ⅰ-4 インスリン分泌能の評価方法

指標	閾値	原因となる状態	計算式
FCPR	1 未満	インスリン分泌低下	
	0.6 未満	急性発症 1 型糖尿病	
	0.3 未満	劇症 1 型糖尿病	
UCPR	20 未満	インスリン依存状態	
	10 未満	劇症 1 型糖尿病	
Turner 指標	0.5 以上	インスリノーマ	FIRI/(FPG-30.6)
Fajas 指標	0.3 以上	インスリノーマ	FIRI/FPG
Grunt 指標	2.5 未満	インスリノーマ	FPG/FIRI
CPI	1.0 未満	インスリン治療適用	FCPR/FPG×100
SUIT	28 以上	インスリン非依存状態	FCPR/(FPG-61.8)×1.485
	23.5 未満	インスリン治療適用	
IGI	0.4 未満	初期インスリン分泌低下	$(INS_{30}-FIRI)/(PG_{30}-FPG)$
負荷後 CPR	1.0 未満	インスリン分泌低下	
	0.5 未満	劇症 1 型糖尿病	
HOMA-β	40 未満	インスリン分泌低下	FIRI/(FPG-63)×360

ng/mL FCPR：fasting C-peptide immunoreactivity
μg/日 UCPR：urinary C-peptide immunoreactivity
mg/dL FPG：fasting plasma glucose concentration
μU/mL FIRI：fasting immuno-reactive insulin
　　　　CPI：C-peptide index
　　　　SUIT：secretory units of islets in transplantation
　　　　Turner 指標：amended insulin-glucose ratio
　　　　Fajas 指標：insulin-glucose ratio
　　　　IGI：insulinogenic index

インスリン抵抗性の概念

 一方，インスリン抵抗性はどのように評価するのか？ 歴史的には，1921年にインスリンが治療に用いられるようになると，インスリンが効き難い「インスリン治療抵抗性」という概念が，既に1930年代に認識されていた[8]．

 しかし，現在よく用いられる「インスリン抵抗性」という概念はそれとは異なり，もっと普遍的にインスリンが効き難い状態が存在することを示唆した用語である．これは，血中インスリンが放射性同位元素で測定可能となったことにより発見された[9]．糖尿病患者の血中インスリン濃度を測定した際，さぞかし低いだろうと予想して結果を見たら，実際は血中インスリン濃度が高かったのである．

インスリン抵抗性／感受性の測定方法

 以下に，よく知られているインスリン抵抗性とインスリン感受性の代表的な測定方法を挙げる．

[直接インスリンを入れ反応をみる]
ITT（インスリン：非定常状態）
  Lundbaek K : Intravenous glucose tolerance as a tool in definition and diagnosis of diabetes mellitus. Br Med J. 1962 ; 1 : 1507-13.[10]
Insulin clamp（インスリン＆ブドウ糖：定常状態）
  DeFronzo RA, Tobin J, Andres R : Glucose clamp technique : a method for quantifying insulin secretion and resistance. Am J Physiol. 1979 ; 237 : E214-E223.[11]

[間接的モデルでインスリン測定値から感受性を推測する]
HOMA-IR（何も入れない：定常状態）
  Turner RC, Holman RR, Matthews D, et al : Insulin deficiency and insulin resistance interaction in diabetes : estimation

of their relative contribution by feedback analysis from basal plasma insulin and glucose concentrations. Metabolism. 1979 ; 28 : 1086-1096.[12]
Minimal model（ブドウ糖：非定常状態）
Bergman RN, Ider YZ, Bowden CR, et al：Quantitative estimation of insulin sensitivity. Am J Physiol. 1979 ; 236 : E667-E677.[13]

　著者自身もMatsuda indexあるいはISI（comp）として，1999年のDiabetes Care誌に75gOGTTのデータを利用した方法を発表し，今日に至るまで2,700以上の英文論文に引用された[14]．なぜインスリンクランプやHOMA-IRのみではなく，Matsuda indexも利用（併用）されるのかには理由がある．それは，生理的条件で全身のインスリン感受性を実測しているからである．
　インスリン感受性評価指標はdisposition indexを計算するのに必要となるが，それ自体も大血管合併症の進展リスクとの関連で用いられることが多い．

Matsuda Index の導入とインスリン作用の簡易評価

　HOMA-IRは空腹時の血糖値とインスリン値の積に一定の係数を乗じた指標として計算されることが多い．下のA, B, Cの3名について比較しよう．

```
A：血糖 90 mg/dL        インスリン 5 μU/mL
   比 90/5＝18          積 90×5＝450
B：血糖 90 mg/dL        インスリン 10 μU/mL
   比 90/10＝9          積 90×10＝900
C：血糖 120 mg/dL       インスリン 10 μU/mL
   比 120/10＝12        積 120×10＝1,200
```

A, Bでは，同じ血糖値でもインスリン値が高いBがインスリンが効いていないことを示すので，抵抗性はAより強い．B,Cでは同じインスリン値でも，血糖が低下していないCの方がBより抵抗性が強い．A, B, Cの順に抵抗性が上昇するが血糖値とインスリン値の積がその順番である．少なくとも比ではうまくゆかない．Oxford大学のTurnerが1979年にHOMA-IRを提唱したのは，元々は，臓器ごとの糖代謝の計算からである．Matthewsがプロットしてみたところ，指数的に並ぶというので1985年に簡易式を提唱した．これは，実は積と等価であることが1990年代に判明し，HOMA-IR＝FPG (mg/dL) ×FIRI (μU/mL) ÷405という式が普及した．もとの数式はブラックボックスだが，感受性がHOMA-%Sとして，正常が100%とし，インターネットで計算できるようになっている．

　HOMAはiHOMA, iHOMA2というようにモデルの改良が進められ，また現在は，インスリン抵抗性指標というよりも逆数の感受性指標として，iHOMAモデルがWEBサイト (http://www.ihoma.co.uk) から利用できるようになっている．肝臓，腎臓，筋肉などの臓器のパラメータが調節できるようになっているが現実的には研究の域を出ないと感じる．空腹時は筋肉が刺激されるインスリン濃度とはなっておらず，HOMAモデルは主に肝臓のインスリン抵抗性をみた指標である．

　一方，経口血糖ブドウ糖負荷試験 (OGTT) でインスリン分泌と耐糖能が評価できる．耐糖能はインスリン分泌とインスリン抵抗性で決まるはずなので，インスリン抵抗性が評価できないかと模索された．

　一般に，物質を投与して濃度を測定した場合に，迅速に代謝されると濃度はすぐに低下し，逆に利用されないと濃度は高いままとなる．そこでは代謝の程度 (MCR) は，反応した濃度の合計で投与量を除したもので表記できるはずである．75gOGTTでは以下のようになる．

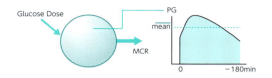

MCR（ブドウ糖代謝クリアランス率）

$$= \frac{\text{ブドウ糖投与量（75g）}}{\text{AUC［血糖濃度］}}$$

（非常時でも成立）

AUC：area under the curve

　MCRを作用したインスリン濃度AUC［インスリン濃度］で除したものが，OGTT時の感受性指標となると考えられる．肝臓からの糖産生は抑制されるので，主に筋肉のインスリン感受性を反映していると考えられる．ただし，120分程度しか観察できないのでばらつきも大きい．そこで，全身のインスリン感受性指標として，HOMA-IRとの幾何学的平均を計算したのがMatsuda indexである．

$$\text{Matsuda index} = \frac{10,000}{\sqrt{(\text{FPG} \times \text{FPI}) \times (\overline{G} \times \overline{I})}}$$

$$\overline{G} = \frac{1}{120}\int_0^{120} g(t)\,dt$$

$$\overline{I} = \frac{1}{120}\int_0^{120} i(t)\,dt$$

これは，1 mU/kgBW（体重）per minのインスリンクランプ時のブドウ糖注入率（mg/kgBW per min）にほぼ相当する値となるように，10,000を係数としている．実際の計算には下記（http://mmatsuda.diabetes-smc.jp/MIndex.html）が利用できる．ブドウ糖負荷量を変化させた場合も相当する指標が計算できる．グラフを表示できるサイト[15]もある．

実際には，120分程度では基線に戻らず，120分程度で反応の平均値となることがよくある．試験開始0分と120分の値のみでも，以下のようにほぼ同様の値が計算できる[16]．

$$\text{Matsuda index} = \frac{10{,}000}{\sqrt{G_0 \times I_0 \times G_{120} \times I_{120}}}$$

負荷量が変化した場合や尿糖陽性の場合

もし高血糖の糖尿病患者にOGTTを行い，Matsuda indexを測定したらどうなるか？ 高血糖ほどMatsuda indexが高くなることが容易に予測され，実際にそうなる．これは，尿からのブドウ糖排泄が，組織のブドウ糖利用と混同されて評価されてしまうからである．別に，組織のインスリン感受性がよくなってブドウ糖濃度が低下するのではなく，尿からブドウ糖が排泄されるだけのことである．

インスリンクランプ法でもクランプ直前に排尿してもらい，終了後に尿量測定と尿の一部をサンプルとして取り，尿糖排泄を計算し，ブドウ糖利用から差し引く．OGTTの際も負荷前に排尿してもらい，終了後に尿糖排泄を計算する．以下の式が補正式となるが，実際には負荷量が減ったのと同じことになる．

なお，SGLT2阻害薬を用いていると空腹時でも尿から1時間に3 gもブドウ糖が排泄されるため，HOMA-IRはインスリン抵抗性

指標とはならない．HOMA-βは問題なく，HOMA-IRが膵β細胞への負荷を示している可能性はある．

$$\text{Matsuda index} = \sqrt{\frac{(R_{au}-u)}{R} \cdot \frac{(D-u_D)}{D}} \cdot \text{Matsuda Index}_u$$

$$\cong \sqrt{\frac{(R_{au}-u)}{R}} \cdot \text{Matsuda Index}_u = \sqrt{\frac{(D-u_D)}{D}} \cdot \text{Matsuda Index}_u$$

where,
Matsuda index : true Matsuda index, Matsuda indexD : apparent Matsuda index with urine exretion, Ra : rate of appearance of glucose without urine excretion, Rau : rate of appearance of glucose with urine exretion, D : glucose load (=75g/analyzed time [min]), and uD : urine glucose exretion during oral glucose load (excreted during analyzded time [g/min]).

「抵抗性」と「感受性」の考え方

インスリン作用低下はインスリン分泌低下でも起こるが，同じインスリン濃度にもかかわらず作用が低下した場合を「インスリン抵抗性」という．これは「インスリン感受性」が低下している状態ともいえる．使われ方をみると，インスリン抵抗性のある状態は，HOMA-IRの使い方のように，肝臓のブドウ糖産生がインスリンを増やしても抑えられない状態をいう．

一方，インスリン感受性は，筋肉がインスリンに反応してブドウ糖を利用する場合に用いることが多いと感じる．インスリン作用は2つの臓器で異なり，ブドウ糖産生とブドウ糖利用について考える必要があることになる．ただし，HOMAを世に送り出したOxford大学では，インスリン抵抗性の逆数をインスリン感受性としている．

▶▶▶ I 理論編

6 治療のパラダイムシフトとは？

　糖尿病は1型糖尿病，2型糖尿病，その他の原因が特定されるもの，妊娠糖尿病と4つに分類される．その中では2型糖尿病が最も多く，その治療介入については「パラダイムシフト paradigm-shift」とか「ニューパラダイム new paradigm」という言葉が，2009年頃からよく用いられている．パラダイムとは日本語で「理論的枠組」あるいは「思い込み」とでもいうような意味である．これは，2008年に DeFronzo が米国糖尿病連合（ADA）の Banting 賞受賞講演でそのような表現を用いた影響が大きいと考えられる[17]．

　血糖降下物質であるインスリンが1920年に発見され，糖尿病はインスリンが不足する病気で治療もインスリンが重要である，という考え方がそれまでのパラダイムであった．これに対して，インスリン抵抗性が病態として重要と提唱し，1987年に Lilly 賞[18]を受賞した DeFronzo のスライドが図 I-2 である．

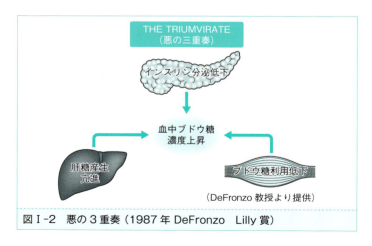

図 I-2　悪の3重奏（1987年 DeFronzo　Lilly 賞）

前述のように，さらに図Ⅰ-3に示すように，Banting賞の際には問題のある臓器が増えている．8つの臓器のように見えるが膵臓についてはα細胞が別にしてあり，7つの臓器である．

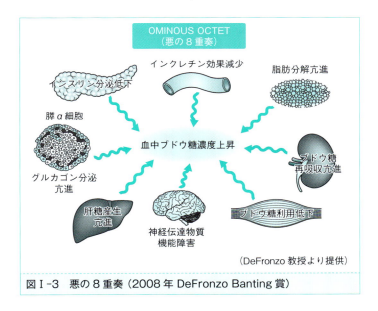

図Ⅰ-3　悪の8重奏（2008年 DeFronzo Banting 賞）

糖尿病治療において単にインスリン補充だけでなく，膵β細胞機能を維持してゆける介入が重要である．

パラダイムシフト
　　低血糖を避ける
　　膵β細胞を保護する
　　合併症発症予防，進展防止をする

上記の3点が可能となる介入を心がけることになる．薬物選択や用量設定に大きな影響を与えてきた．

▶▶▶ I 理論編

7 薬物介入と durability の考え方

　糖尿病治療のパラダイムシフトあるいはニューパラダイムといわれるようになった．血糖上昇にいろいろな臓器が関与することになると，膵β細胞への負荷を軽減するにはそれらの臓器への薬物介入が必要となる．

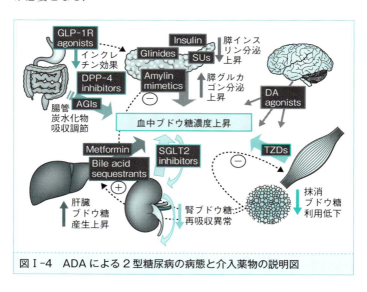

図I-4　ADAによる2型糖尿病の病態と介入薬物の説明図

　ADAもDeFronzoと同様の図を配布している（図I-4）．これを見ていただくとおなじみの薬物が並んでいる．日本では用いられない薬物はamylin, DA（dopamine）agonists, bile acid sequestrantsであろうか．ただし，最後のbile acid sequestrantsは，ほぼ同等の薬剤が脂質異常症の治療で用いられている．2008年12月より米国では，心血管に対して無害なデータを提示しないとFDAが糖尿

病の治療薬として認可しないことになった.ちょうどパラダイムシフトがいわれはじめた時期である.DA agonists, bile acid sequestrantsはその頃に認可された.

一般的なガイドラインでは,HbA1cが7％以上になってから薬物を増量したり追加したりしてゆく(図Ⅰ-5緑色).

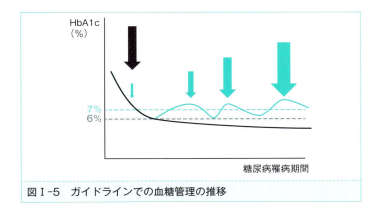

図Ⅰ-5 ガイドラインでの血糖管理の推移

しかし,最初からしっかり膵β細胞を守る治療をすればよいのではないか.2008年のBanting賞受賞講演で,DeFronzoはメトホルミン,ピオグリタゾン,エキセナチドのtriple therapy(3者併用治療)を提唱している.この介入の論文は2015年になりやっと出版された[19]が,予想通り3者併用の方が血糖の安定が見られた.GLP-1受容体作動薬であるエキセナチドは注射薬であるが,米国のように肥満傾向が強い患者では,HbA1cを7％未満とするには発症後数年でほとんど基礎インスリン注射が必要になる.このことを考えると,最初からGLP-1受容体作動薬を用いることも許容されると感じる.現在はSGLT2阻害薬とDPP-4阻害薬が使用できるので,朝1回服用するとして3種類の治療薬を選ぶとすると,メ

トホルミンの替わりにSGLT2阻害薬，エキセナチドの替わりにDPP-4阻害薬を用い，ピオグリタゾンと併用することがよいと感じる．経口血糖降下薬については「Ⅲ資料編12」(p.160)にも詳述する．

Durabilityと維持療法

ADA/EASDの糖尿病治療のガイドライン (Standards of Medical Care in Diabetes) の糖尿病治療薬の一覧表にadvantage, disadvantageの欄がある．チアゾリジン薬にはadvantageのところに"durability"という言葉が掲載されている．2015年版まではSU薬に"low durability"と掲載されていた．この根拠は下のグラフであり，様々な雑誌・書籍に引用されている[20]（図Ⅰ-6）．

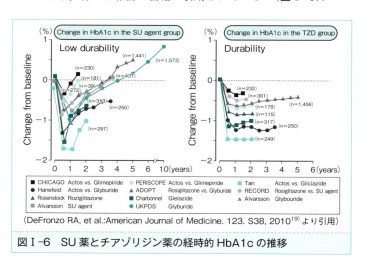

(DeFronzo RA, et al.:American Journal of Medicine. 123. S38, 2010[19]より引用)

図Ⅰ-6　SU薬とチアゾリジン薬の経時的HbA1cの推移

そもそも，膵β細胞が2型糖尿病でも継時的に細胞数も機能も低下してくることは，Oxford大学の研究者が提唱してきたとされ

る．HOMA-β 指標が糖尿病の発症前から低下し，発症後も悪化してゆく図がよく引用される．

膵β細胞に対して，インスリン分泌を促すシグナルが継続的に続くことが非常に問題となるという説がある．短時間インスリンを分泌させることについては影響は少ないと思われるが，グリニド薬を用いても耐糖能異常者が糖尿病を発症する率が減少しないというNAVIGATOR研究の結果[21]もある．一方でACTNOW研究では，ピオグリタゾンが糖尿病発症を顕著に抑制したとされる[22]．

糖尿病の治療においては血糖を正常化させる必要があるが，HbA1cが10％を超える極端な高血糖を，とりあえず7％未満にまで低下させる寛解導入療法とでもいうべき治療と，ある程度血糖が改善した状態を保つ維持療法とを，分けて考える必要があると感じる[23]．

寛解導入療法はインスリンやSU薬が中心となる．血糖が一定となったら，維持療法としてdurabilityの強い順に薬物を選択することがよいであろう．Durabilityの強い順番としてはSGLT2阻害薬＞ピオグリタゾン＞GLP-1受容体作動薬＞メトホルミン＞DPP-4阻害薬＞グリニド＞SUの順ではないかと予想される．ただし，日本人ではインスリン分泌が低い傾向にあり，2型糖尿病はインスリン分泌低下とインスリン抵抗性が病態として避けることができない．そうなるとDPP-4阻害薬とピオグリタゾンの2者を選択し，さらにSGLT2阻害薬を追加した3者併用がよいであろう（「Ⅲ資料編」p.149）．

SU薬とメトホルミンの問題

SU薬は低血糖をよく起こし，死亡に至る例が絶えない．特にグリベンクラミド（オイグルコン®，ダオニール®など）の採用を止めた施設は多い．グリメピリドの低用量を用いることはよく行われ

る．一方で，日本でも最近は肥満を伴う2型糖尿病患者を中心にメトホルミンをよく用いるようになった．

HbA1cが7％を超える場合に経口薬を用いるのであれば，腎機能に障害がなければグリメピリドを1mgまず入れておく．もちろん血糖が改善すれば減量か中止する．

メトホルミンとチアゾリジン薬はよく比較される．最初にYale大学から発表された研究[24]では，メトホルミンが肝糖産生を抑制し，チアゾリジン薬(troglitazone)は筋肉の糖利用を促進していた．しかし，この研究では空腹時血糖が200mg/dLに近い対象でインスリンクランプ法を用いた際に評価している．特にインスリンクランプ法では，生理的にはあり得ない状態となる．血糖が90mg/dL程度でインスリン濃度が100μU/mL程度が2時間継続するような状態は，生理的には存在しない．そこでMatsuda indexがよく用いられるのである．

実際に，メトホルミンを用いて空腹時血糖がピオグリタゾンに比較して低下していたり，空腹時のインスリン濃度が低下していたりする症例は見たことがない．2013年に出た論文[25]でも，ピオグリタゾンが肝臓のインスリン感受性を顕著に改善したことが推定されるような，空腹時の血糖値とインスリン値低下のデータが提示されている．これはメトホルミンの持続時間が短いからかもしれないが，メトホルミンは直接膵α細胞に作用しグルカゴンを分泌させるともいわれる[26]．実際にメトホルミンとSGLT2阻害薬の併用検討[27]でも，メトホルミンについてグルカゴン作用抑制が示されたとはいい難い．ビグアナイド薬のうちブホルミンでは腸溶錠が存在するが，エビデンスに乏しい．メトホルミンの血糖降下作用は，血中濃度の上昇より腸管内での存在が重要ともいわれる．

最大の問題は，SU薬とメトホルミンの併用の結果が非常によくないことである．死亡が5割増し[28]，がんの発生もメトホルミン単

独ではよいのであるが，SU薬と併用した群はよくない[29]．また，造影剤検査の前後3日は中止する必要があり，循環器専門の医師は積極的には使用したくないようでもある．

結論：SU薬は少量（0.5～2.0mgまで）1日1度朝のみ用いる．基本的にメトホルミンは単独でしか用いないようにする．妊娠希望の肥満女性はよい適用となっている．併用など積極的な使用は腸溶錠が開発されてから考えればよいであろう．また，両者とも腎機能が悪化（Cr≧1）したら用いない．

実は作用時間が長く空腹時血糖を低下させる SGLT2 阻害薬

SGLT2阻害薬はいくつか誤解がある薬物である．血中半減期は5～15時間程度である．しかし，実際にはかなり長く効果が継続する．空腹時でも1時間あたり3g程度尿糖持続が存在する．実際に添付文書で示されている使用後の空腹時血糖とHbA1cの比を計算すると，20ではなく中には16くらいのものもある[30]．つまり，空腹時の血糖低下が特徴である．これは，SGLT2阻害薬がSGLT2に結合してからの乖離半減期が長いことによる可能性もある．こうした薬物作用を理解するには，PK/PD (pharmacokinetics/pharmacodynamics) が重要であるといわれる．しかし，実際の継時的な作用（PD）については，製薬会社による情報提供が限定的な点が問題である．

服薬のタイミングは1日のうちでいつでもよいはずである．実際に海外使用経験の長いダパグリフロジン（フォシーガ®）の添付文書では，服薬は朝に限定していない．

尿糖排泄の閾値についての情報にも問題がある．空腹時でもかなりの尿糖が持続し，そのこと自体が肝臓からのブドウ糖産生を高めて脂肪肝の改善を促し，さらに膵β細胞を保護する可能性がある．薬物として非常に重要な特徴となる．

使いはじめてから数日でSGLT1が代償的に作用するので，1週間も経つと尿からのNa排泄の増加は認めなくなる．SGLT1はSGLT2と異なって，1つのブドウ糖の再吸収に2倍のNaを必要とするため，尿にはNaが出てゆかなくなり，Na喪失による脱水は理論的には考えられない．海外では問題とされないのはこのためである[31]．もし脱水をモニターするのであれば，尿酸値が変動を観察しやすい．本来低下すべきものが上昇したとすると，注意が必要であることが分かりやすい．

添付文書では「インスリンによる速やかな高血糖の是正が必須となるので本剤の投与は適さない」状況は禁忌であり，脱水を起こしやすい患者（血糖コントロールが極めて不良の患者）には慎重投与とされている．すなわち，高血糖患者つまりHbA1cが8.5％を超える患者には使うべきではないであろう．「糖毒性解除」が可能な薬物であるのでよく誤解される点である．浸透圧利尿が継続し，高度の脱水となり命にかかわる状態をきたすとしたら，この添付文書の注意を守らなかった医師の責任であろう．不思議なことに，日本糖尿病学会のRecommendationではこの重要な点が抜けている．もちろん添付文書に既にあるので，あえて言及していないのであろうが．EMPA-REG研究で，SGLT2阻害薬が有用であったのはHbA1cが8.5％未満で65歳以上であった点は注目されよう．肝酵素の低下も特徴である．

結論：長期の維持療法で有用性が増す．eGFRが45以上，HbA1cが8.5％未満，80歳未満で用いる．それ以外で用いた場合には経過をよく見る．

GLP-1受容体作動薬と基礎インスリン補充の併用

2型糖尿病患者の多くはこの方法により，いわゆる強化療法から解放された．昼と夕にインスリンを打たずにすむことは，患者に

とってメリットが大きい．まして混合型インスリンはこれにより過去のものとなったといえよう．インスリンを打つために無理に食べて肥満が助長されていた症例も多くあった．HbA1cが8％を超えない症例では，ほとんどが強化療法からの変更が可能と思われるが，もともと血糖管理が悪いと半数程度しか改善は期待できないようでもある．この治療では，ピオグリタゾン少量を加えてインスリン必要量を減らしておくと，durabilityがよくなるであろう．

この治療ではまた，基礎インスリン量を早朝空腹時血糖により調節することが重要である．90〜120mg/dLを目標血糖とし，3日に1度，インスリンを＋1単位，そのまま，−1単位にするかを，自己調節していただく．数値が1つだと判断に苦しむが，3つあると判断しやすい．初回量は6〜9単位にすることが多い．これまで強化療法をしている場合には，基礎インスリン補充はまず同じ量から開始する．

GLP-1受容体作動薬の場合には1週間ごとに増量する．例えばビクトーザ®では下記のように処方にて指示する．

ビクトーザ®の増量指示
0.3, 0.6, 0.9mg　1週間ごとに増量

なお，0.9mgになる場合に吐き気がでることが多いため，あらかじめ説明しておき，我慢できなければ1つ前の量に戻していただく．また，ビクトーザ®の場合，米国の添付文書では使いはじめだけ「から打ち」をすることになっている．

▶▶▶ I 理論編

8　皮下注射インスリン作用の dynamics

　インスリンの作用曲線を提示する．類書と異なり，ここではかなり実践的な作用として提示する（図I-7〜12）．また，パターンを提示するため，縦軸と横軸のスケールはかならずしも統一されていない．横軸は時間（hr）で，縦軸は作用を示す．

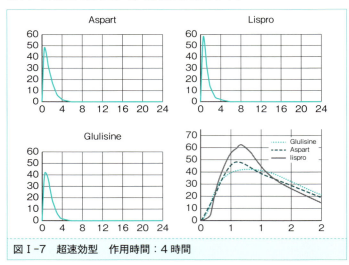

図I-7　超速効型　作用時間：4時間

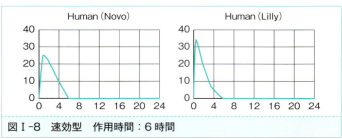

図I-8　速効型　作用時間：6時間

NPHインスリンは（図Ⅰ-9），眠前に打つことで夜間の血糖上昇を抑えていた．現在は他のインスリンがある．インスリンを眠前に打つ意味はないので，事故防止のために眠前に打つことは避ける．

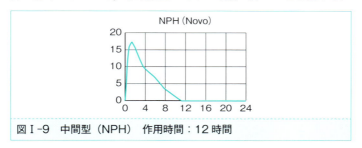

図Ⅰ-9　中間型（NPH）　作用時間：12時間

インスリンデテミルの（図Ⅰ-10）の左のカーブは単回投与のものであるが，ステロイド内服を朝に行った場合によく適合する．外来で利用しやすい．また，妊婦には，基礎インスリン分泌補充にこのインスリンを用いる．半量を1日2回用いた場合が，右下のグラフとなる．

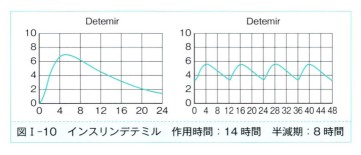

図Ⅰ-10　インスリンデテミル　作用時間：14時間　半減期：8時間

インスリングラルギンは，連日打つと右側のグラフのようになる（図Ⅰ-11）．

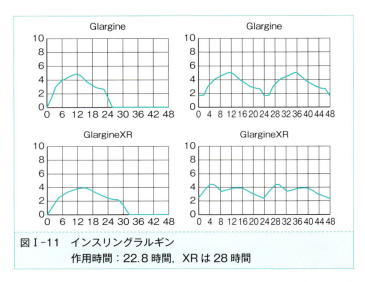

図Ⅰ-11　インスリングラルギン
　　　　作用時間：22.8時間，XRは28時間

　インスリンデテミル(図Ⅰ-10)とインスリンデグルデク(図Ⅰ-12)は非常に特徴的なカーブとなる．作用が持続してゆくのである．半減期も設定できる．そして，インスリンデグルデクの作用時間や半減期はインスリンデテミルの3倍である．患者に以下の式を紙に書いて，この計算がいくつになるかを聞いてみることがある．

$$\frac{1}{2}+\frac{1}{4}+\frac{1}{8}+\frac{1}{16}+\frac{1}{32}+\frac{1}{64}+\frac{1}{128}+\cdots$$

　分母が2の乗数である無限の足し算であるが，答えは無限にはならない．ちょうど1となる．これがインスリンデグルデクの特徴を示している．

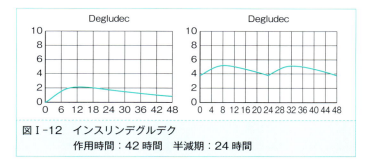

図Ⅰ-12　インスリンデグルデク
　　　　　作用時間：42時間　半減期：24時間

　ここのグラフの縦軸には実は仕掛けがあり，インスリンを同じ単位数で皮下注射した場合に，すべて同じになるようにしてある．インスリングラルギンのピーク（図Ⅰ-11）とインスリンデグルデクのピーク（図Ⅰ-12）が倍くらい違うことが分かる．つまり，インスリンデグルデクは1日目に打った単位数の半分ほどしか効いていない．しかし，毎日続けて打つと，ピークがちょうど1日目のほぼ倍になってくる．

作用曲線を見ることの意義

　インスリンを皮下注射してからの継時的作用について，このようなグラフが参考となる．濃度変化の曲線は添付文書にも掲載されているが，問題は血中濃度と作用が必ずしも一致しないことである．その典型的な例がインスリンデグルデクである．血中濃度はとんでもない数値となっているが，ほとんどがアルブミンに結合している．また，アナログインスリンの抗原性はヒトインスリンと異なっており，血中インスリン濃度を測定しても，アナログインスリンでは，極端な話，濃度がゼロという結果になる場合すらある．

　筆者の『病棟血糖管理マニュアル―理論と実践―第2版』（2014年，金原出版）では，食事量が一定ではない場合に，食べた主食量

に応じて食直後に超速効型インスリンを用いることを示した．今後，超速効型インスリンを改良した「超超速効型インスリン」ともいわれる製剤が使われるようになると，食直後に皮下注射することがさらに一般的になると思われる．

インスリン量の設定と調節

インスリンの投与量は単位で表示する．作用という意味でこれは妥当な方法と考える．換算に必要な情報は下のようになる．

初期投与開始の標準的なインスリン量は，毎食前の超速効型3単位ずつと，朝に持効型インスリンが9単位である．持効型インスリンをまず朝の血糖により自己調節してもらう．そして超速効型の合計が持効型インスリンの量となるようにする．

持効型インスリンは朝用いる

朝食前に血糖を測定し，朝に持効型インスリンを打つのがよい．これまでの半日しか作用しないNPHインスリンや，1日持続しないインスリングラルギンの影響で，眠前にインスリンを用いる悪習がそのままになっていることがある．眠前なので忘れてしまうこともよくある．しかし，一番の問題はこれにより眠前にSMBGを行うことである．SMBGの測定結果を見て，眠前にもかかわらず食事をしたりインスリンを追加したりすると，必要のない低血糖や高血糖が起こることもある．そのような患者が入院することになると，病棟ではそれでなくても少ない準夜勤や夜勤の看護師さんを不幸にする．

朝起きて，朝食前に血糖を測定し，持効型インスリンの量を調節することは，きわめて自然であり指導しやすい．ただし，調節は3日に1度1～2単位の範囲に留める．3日ごとだと1回の測定結果でなく3回分の数値を参照できるため，増やすか減らすかの判断が容

易になる．

患者への指示（典型例）

以上をふまえた典型的な指示の例を示す．

- 1,600 kcal
  → 1食あたりごはん100〜160g，または食パン6枚切1〜1.6枚
- 朝食前に血糖測定
  → 目標　90〜120 mg/dL
    トレシーバ® 　9単位
    ヒューマログ® 　朝3　昼3　夕3単位　から調節
- トレシーバ®は，3日に1度のペースで+1単位，そのまま，-1単位というように，自己調節します
- ヒューマログ®は，1日の合計単位数がトレシーバ®の単位数と同じになるようにします．

例）
{ トレシーバ®　　9単位
{ ヒューマログ®　朝3　昼3　夕3　単位

{ トレシーバ®　　10単位
{ ヒューマログ®　朝3　昼3　夕4　単位

{ トレシーバ®　　11単位
{ ヒューマログ®　朝4　昼3　夕4　単位

{ トレシーバ®　　12単位
{ ヒューマログ®　朝4　昼4　夕4　単位

▶▶▶ I 理論編

9 長時間作用 GLP-1 受容体作動薬の dynamics

週1回の皮下注射で有効性を示すGLP-1受容体作動薬がいくつか利用可能となっている．代表的な2つについて，以下に単回投与時の血中濃度と毎週使用した場合の濃度の推移を提示する．

エキセナチド徐放製剤

エキセナチド徐放製剤（ビデュリオン®）は最初作用が低いので，切り替えの際に血糖が上昇することがあるため，あらかじめ患者に説明しておく必要がある．

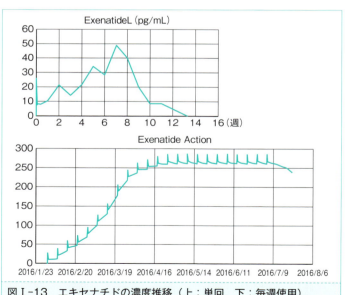

図 I-13 エキセナチドの濃度推移（上：単回，下：毎週使用）

デュラグルチド

デュラグルチド(トルリシティ®)は半減期がおそらく4〜5日程度であろう(図Ⅰ-14).

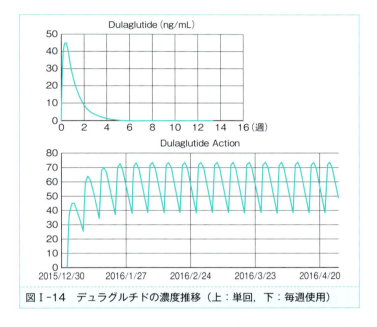

図Ⅰ-14 デュラグルチドの濃度推移(上:単回,下:毎週使用)

分子量が大きいので神経に作用することが少なく,副作用が惹起されにくい特徴がある.

ほかにtaspoglutideが開発されてきたが,副作用が強く臨床で使われることはなさそうである.Albiglutideは米国FDAでは認可されているが,日本では販売が疑問視されている.

▶▶▶ I 理論編

10 EXCEL 表の使用方法

　次に EXCEL 表（入手方法は p.xi 参照）の説明をする．先に持効型インスリンの継時的な作用を提示したが（pp.39〜41：**図 I -10〜12**），このようなグラフ（**図 I -15**）を作成することができるツールである．持効型インスリンの場合には低血糖が起きやすい時間帯を特定することもできる．1週間にインスリンデグルデクを3回打つような方法で，どういう推移となるかもシミュレートできる．実際の論文[32]では，低血糖が起こった時間帯とほぼ一致して作用のピークがきていることがわかる．

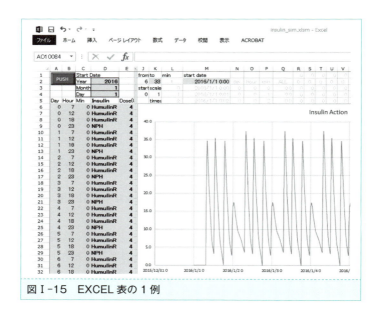

図 I -15　EXCEL 表の 1 例

入力方法

EXCEL表には5つのシートがある．「data」というシートはインスリン作用の経時的変化が入力してあり保護されている．「working」というシートは，データをコピーしておくスペースで自由に使う．

実際の使用にあたってはマクロを有効にする（コンテンツの有効化をクリックする）．[action] [action1] [action2] の3つのシートで作業をする．それぞれ1週間のインスリン作用をグラフに表示できる．[action]では単一の1週間，[action2]では[action1]で前の週に用いたインスリン作用が持続した場合が表示できる．

まず，インスリンを皮下注射する時刻と皮下注射の量（単位）を入力する．そして[PUSH]というボタンを押すと，グラフが作成される．

左のA～Eのカラムで，水色の部分が編集可能である．まずD2, D3, D4に西暦の年，月，日の数字を入力する．その日を含め1週間分が計算される．

開始は0日目の0時0分であり，その時点からの経過の日数をA列，何時かをB列，何分かをC列に入力してゆく．D列の[Insulin]では種類を選択できるようになっているので選ぶ．E列に単位数を入力する．[PUSH]ボタンを押すと右側のグラフが更新される．

作成されるグラフ

以上は[action]と[action1]というシートで有効な作業である．[action2]では，[action1]で1週間インスリンを用いた後の1週間のインスリン作用を表示する．

[action1]では，インスリンを打ち終わってからの残存インスリ

ン作用が，1週間分表示される（**図Ⅰ-16**）．次に[action2]に入力すると，1週間のインスリン作用が表示される（**図Ⅰ-17**）．インスリン注射の時刻と種類と量の入力の順番は，上記のように編集しやすい順番で問題ない．

インスリンだけではなくGLP-1受容体作動薬についても，同様のEXCELフォームが利用できる（pp.44, 45：**図Ⅰ-13, 14**）．エキセナチド徐放製剤とデュラグルチドでは，それぞれ別のシートを用いる．この場合は，縦軸は相対的な強さのみで，インスリンのグラフと混同しないようにする必要がある．

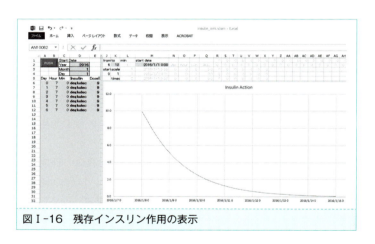

図Ⅰ-16　残存インスリン作用の表示

I-10. EXCEL表の使用方法　49

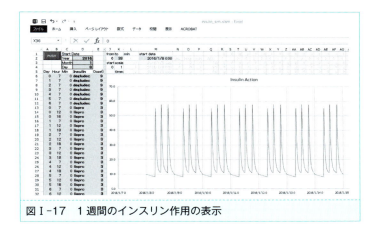

図I-17　1週間のインスリン作用の表示

▶▶▶ I 理論編

11 治療結果の評価，管理目標

 血糖管理目標について前述した(p.9参照)が，外来診療においては患者と長期間付き合うことになる．そのため，血糖以外の検査結果についても評価を行う．また，SMBGの結果は必ずスキャンし電子カルテに残すようにする．

管理目標

 一般的な糖尿病患者が目標とする指標は以下のようになる[33]．

```
HbA1c    7%未満
血圧     収縮期  130 mmHg  未満（高齢者では若干高めで可）
         拡張期   80 mmHg  未満
LDL-C   120 mg/dL  未満
体重     目標体重を個々で設定
```

 血圧，LDL-C (low-density lipoprotein cholesterol) については，本書では介入の詳細は述べないが，栄養指導の上で降圧薬や脂質改善薬(スタチンなど)を用いる．家庭血圧については外来より5 mmHg低めの設定となる．LDL-Cは，診療ではTC (total cholesterol) とHDL-C (high-density lipoprotein cholesterol) とTG (triglyceride) を測定し，TC−HDL-C−TG/5というFriedewald式で計算する．

薬物の使用方法

 ADA/EASDのガイドラインは，血圧目標や薬物の用い方が微妙に変更になることがあるので注意は必要であるが，次のような基準でほぼよいと考える．

降圧薬

レニン-アンジオテンシン系阻害薬をまず用いる．動脈硬化の強い症例ではカルシウム拮抗薬を併用する．特に両側の腎動脈が狭窄した症例では，レニン-アンジオテンシン系阻害薬は禁忌となるので，カルシウム拮抗薬が中心となる．eGFRが低下した症例で，尿蛋白があまり出ない場合には考える．家庭血圧測定も有用である．糖尿病初期で腎障害が進んでいない場合には，レニン-アンジオテンシン系阻害薬の使用にこだわらなくてもよいとする意見もある．

脂質改善薬

ストロングスタチンといわれる薬物をまず用いる．心筋梗塞など大血管障害の存在する症例では，LDL-Cを70mg/dLくらいまで低下させるとよいとされる．

アスピリン

ADAガイドラインでは，2016年版から男女とも50歳以上で考慮するようになっている．

▶▶▶ I 理論編

12 SMBG機器による血糖モニター

　本来SMBGとは「血糖をモニターする」という意味の用語で，「測定する」という意味は含まれてはいないが，保険診療では「血糖測定」となっている．

　自己血糖の測定はどこで行っても問題とされないが，同じ行為をそのような患者以外を対象に行うには診療所として申請する必要がある．申請すればよいので，最近は薬局でも測定するところがある．

　また，糖尿病週間の行事などで，医療施設以外で血糖測定を行う場合にも保健所に届出（診療所開設・閉設届）が必要である．

SMBGの落とし穴

　血糖をモニターする回数を増やすことが，血糖の良好な管理に必ずしもつながるわけではない．一番の問題は，血糖が正常であると経口薬やインスリンを用いない，という判断をする患者の存在である．その一方で，高血糖でパニックになる患者もいる．前者は結構笑えない状況を引き起こす．また病棟でも，血糖に応じてインスリンを調節するスライディングスケール（sliding-scale of insulin）によって指示をする医師がいる．これによって「血糖が正常ならばインスリンは打たない」という指示をしているのである．

規格と精度

　穿刺して得られるサンプルは動脈血を反映した血糖値となるはずであるが，わざわざ静脈血の濃度に調節する機種があった．最近のSMBG機器は精度が改善されているが，現在使用されている機種の多くは以前のISO（International Organization for Standardization) 15197：2003基準で製造されている．グルコース濃度が75mg/dL未満の場合±15mg/dL以内，75mg/dL以上で±20%以内の誤差ならば臨床的精確性を満たすというものであった．

現在のISO15197：2013においては，グルコース濃度が100mg/dL未満では±15mg/dL，100mg/dL以上では±15%以内の誤差というように変更されている．

運用

うまくSMBGを用いるためには，朝食前にSMBGを行い，朝の血糖をみながら持効型インスリンを調節してもらうのがよいだろう．夕方にインスリンを用いても悪くはないが，朝の血糖を見て夕食時のインスリンの用量を調節するのは直感的ではない．朝の血糖が高いと1日中血糖が高くなる，という表現もよい．目標は90〜120mg/dLとするとよい．

もちろん妊娠中の場合には，夕食時のインスリンデテミルの量が朝の血糖を決める．朝と夕にインスリンデテミルを用いている場合には，基本的に朝と夕を同じ量とするように説明しておく．そして，妊婦の場合には朝食前血糖の目標は70〜95mg/dLである．

強化療法を行う場合には，1日3回毎食前に血糖を測定し超速効型インスリン量が妥当かどうかも確認してゆく．妊娠時には毎食前後の1日6回となる．食後は食べ始めてから2時間後に測定する．

現在CGM (continuous glucose monitoring) が簡単にリアルタイムで可能な器材も，海外では使用できるようになっている．500円玉くらいのサイズのパッチを皮膚に貼り付け，その上に表示機器を置くだけで血糖値（組織間液のブドウ糖濃度）が表示される．しかし，実際には朝食前の1日1回の測定だけでもおおむねインスリン調節は可能である．

使用時の注意点

SMBG機器の使用では，穿刺がまず必要である．かならず指を硬い机の上などにおいて（宙に浮かさず），穿刺のペンで押さえつけてからクリックするようにさせる．

冬寒い時期だと機器が正常に働かず，また血管からも血が出にくい状況となる．このようなこともあらかじめ教えておくと，機器をふとんに入れて温めておいたり，指をよくマッサージしたりしてから穿刺するようになる．

穿刺針は，インスリン注射に用いた針と一緒に蓋のできる容器に入れて持ってきてもらい，医療機関で廃棄する．

患者への提供方法

インスリンなどの自己注射をしている場合には，SMBG機器やセンサー，穿刺針は保険診療でカバーされる．妊娠糖尿病の場合には自己注射がなくてもカバーされる．保険診療では，診療に必要な器材は患者に算定できる範囲で提供することになっているため，機器を自己負担させると問題が起こる可能性がある．機器は貸与という形式をとるのが一般的になっている．

経口薬のみの治療の場合には，患者個人でSMBG機器を購入し，血糖を測定することもある．可能な範囲でサポートするとよい．

▶▶▶ I 理論編

13 CGM, CSII および SAP の利用

　CGMとCSIIの組み合わせがずっと望まれてきた．しかし，これらは食事によるブドウ糖負荷には非常に無力である．なぜならば，血糖が上昇してからでないと，フィードバックによるインスリン量の増加ができないからである．また，低血糖が起こってもCSIIでは血糖を上昇させる力はない．さらに，CGMは血糖そのものではなく組織間質のブドウ糖濃度を測定しており，特に食後などでは血糖と差が生じる．また，CGMは外来でも簡単に利用できるようになったので，使用頻度は増えているが，個人でCGMのみを行うことが難しいという問題がある．

CGMによる血糖変動指標

　血糖の絶対値としての高低は血糖管理で重要であるが，「変動」も重視されている．SMBGを行い血糖の日内変動を評価する際に，過去にはMAGE (mean amplitude of glycemic excursions：平均血糖変動幅) などの指標が提唱されてきた[34]．CGMのデータからSD (standard deviation：標準偏差) が計算できるので，それを用いることが推奨されよう．おおよそMAGE＝2.2×SDの関係があるとされる．

　CGMデータからMAGEなどを計算したい場合に利用できるプログラムがある．CGMデータ自体は管理プログラムよりテキストデータとして取り出すことができる．我々は既報[35]の著者から直接，Rという統計言語を利用したプログラムの提供を受けて使用しており，信頼できるものと認識している．一方，Oxford大学からもインターネットでそのような計算ができるプログラムが配布されている[36]．

また，変動評価として，理論的にエントロピー(entropy)やDe-trended Fluctuation Analysis (DFA)を計算する論文[37]も出されている．

CSII

自己インスリン分泌の枯渇した症例ではCSIIはお勧めである．現在のインスリン製剤の皮下注射では，安定した基礎分泌に相当するような血中濃度を作り出すことが難しいからである．安定面からは，レベミル®やトレシーバ®は皮下注射でもかなりよい．しかし，早朝に血糖が上昇しインスリンの必要量が増える場合にも，CSIIは有効であり，その場合は是非CSIIを試すのがよい．

CSIIは別に怖がることはなく，外来で導入するのが一般的になっている．1日インスリン使用総量を半分に分け，基礎分泌補充と食後追加分泌補充とするのである．食事は3回に分けるので，実際には1日使用総量を6で割った量となる．基本はそれだけである．実際に使用するには多くのknow-howもあるが，よいポンプを選べば著しく血糖が安定する．これは糖尿病の専門医が対応することとなる．

SAP

SAP (Sensor Augmented Pump)が日本でも利用できるようになったが，導入の際に，コスト(図I-18)以外のことでも，患者に確認する必要がある事項がある．それは，血糖をみてポンプが自動的にすべて調節してくれるわけではないということである．

さらに，海外での使用法と異なり，インスリンはストップさせない．皮下注射であるので，2時間程度ポンプをストップさせても問題ないはずであるが，理解されていないらしい．現状で一番の問題は，アラームが頻回に作動することのようである．

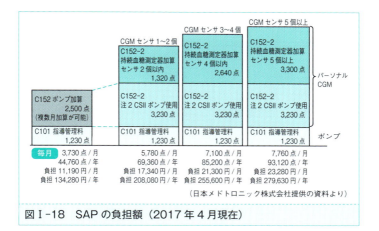

図Ⅰ-18　SAPの負担額（2017年4月現在）

▶▶▶ I 理論編

14 遠隔診療（情報通信機器を用いた診療）

　1997年に通達の出されたこれまでの遠隔診療は，どちらかというと僻地で急性期の患者が対象として考えられてきた．しかし，慢性疾患患者の合併症進展防止を目的とした場合にも適用される方向が確認されつつある．

　厚生労働省医政局長による，2015年8月10日付の各都道府県知事宛ての事務連絡において，1997年の通達の明確化をしており，糖尿病患者管理の遠隔診療の方向性が変化している．処方箋の郵送についても，処方箋料の算定が保険診療でも可能なことも，2014年5月13日に厚生労働省保険局医療課より周知するように事務連絡が出された．

　直近まで相当期間にわたって診療を継続してきた慢性期疾患の患者など，病状が安定している患者に対し，患者の病状急変時等の連絡・対応体制を確保した上で実施する．

実体験から見た遠隔診療

　当科でも，臨床研究として2014～2015年に1年間実施したことがある．「患者又はその看護に当たっている者から電話等によって治療上の意見を求められて指示をした場合においても，再診料を算定することができる」「処方箋の郵送についても処方箋料の算定が保険診療でも可能」として算定した．

　問題は検査データである．体重の測定やSMBGや家庭血圧測定は簡単にできる．HbA1cやクレアチニン値，コレステロール値，肝酵素は検診データを確認するのでもよいが，自宅にても血液を指先の穿刺により採血し郵送することで測定できるキット〔デメカル（DEMECAL）®血液検査キット：管理医療機器承認番号：

21600BZZ00007000〕が販売されている．Web通販でも簡単に利用できる．尿については検査紙を渡し，スマートフォンなどで写真を撮って送ってもらうようにした．微量アルブミンの半定量検査も可能である．

　筆者が一番の問題と感じたのは，目の前に本人がいるわけではないので，本人が採血したり検尿の検体を出したかどうかがわからないことであった．しかし，これまで10名ほどの患者に対応したが，仕事が非常に忙しく医療機関をなかなか受診できないという状況の患者には，非常によい評価をしていただいた．

II
実践編

実際の症例について

典型的な経緯をみてみましょう．

当科では新患について全員，

「新患カンファレンス」で

検討をしています．

そのような症例の中から

典型的な症例をご紹介します．

* HbA1c は NGSP 値です
（過去の症例は JDS 値から変換しています）．

▶▶▶ Ⅱ 実践編

1 診療と記録

初診 (身長, 体重, 血圧, 検尿, 発症時期推定)

紹介状や問診票をあらかじめ確認する．採血，採尿，心電図などの検査が必要な場合は，待っている患者のところに行き，簡単に自己紹介をして検査に先に行ってもらうかどうかを相談するとよい．この場合，医師は診察室に座ったままで事務員などにこのような確認をしてもらう選択肢もあるが，なるべく自分で確認した方がよい．問診票については「Ⅲ資料編」(p.131)に例を掲示する．

◎患者の確認と自己紹介

- まず挨拶をする．
- 自己紹介は初対面では必ず行う．
- 患者の取り違えがないようにまず名前を確認する．
  「＿＿＿さまですね？」
  ＊あるいは受付票を確認
- このような会話から始めることが多い．
  「紹介状をいただいていますが，なぜ当院に来院するように説明を受けましたか？」
  「病気について説明を受けましたか？」
  「ご自分で症状や病気について調べてこられましたか？」
- 全身の状態の確認
- 足の観察と神経所見確認
  1) 診断を確認する．あるいはそのためのプランを立てる．
  2) インスリン導入がすぐに必要かどうかを確認する．
  3) 教育入院が妥当であればそのような手配をする．
- 「糖尿病連携手帳」を記入し渡す．
- インスリン導入の場合には「自己管理ノート」を渡す．

- 外来で管理する場合に，次回予約を3回分（インスリン導入の場合は4回分）相談する
  1) 栄養指導
  2) 在宅指導（看護師さんから糖尿病について個別教育）
  3) インスリン導入確認（受診日をふくめ1週間以内）
  4) 次回薬物調節の予約
- 手の消毒

付記）医学生（スチューデントドクター）が予診をとる場合には，承諾書を得るか，カルテに「医学生の診療参加に同意を得た」と記載する．

再診（受診間隔とチェック事項）

体重と血圧の確認．採血時間と摂食状態の確認．検査データの確認と患者への提示．

- 名前の確認
  「___さまですね？」あるいは受付票を確認
  「お変わりありませんか？」
  「本日は体重と血圧はいくらでしたか？」
  「採血前の食事は何時から食べ始めましたか？」
  （電子カルテに採血の時間，体重，血圧を入力する）
  「まず本日の採血結果を印刷します」（保険点数に反映）
  「経過をみてみます．」
- 処方内容など相談する．
- 糖尿病連携手帳への記入
  「次はいつにしますか？」
- インスリン導入後の管理
- 服薬管理
- 透析予防管理

- 次回予約（他科との連携）
  インスリン導入時は1週間経過する前にもう1度受診を．それ以外は毎月1回受診，安定したら，特に1型糖尿病では3カ月に1度が現実的である．肥満の治療で栄養指導を繰り返す場合には1〜2カ月に1度としている場合が多い．
- 他の医師への紹介（必要な場合）
- 手の消毒

コンサルト業務（返事と紹介）

他院や他科からの紹介患者については，必ず返事を書く．自院の患者が眼科や歯科を受診する際は，病状評価のみであれば紹介状を書かず，糖尿病連携手帳を用いることが一般的である（「Ⅲ資料編1」p.131）．

診療時間

土曜日や日曜日に外来をやっている施設や，夜間対応の外来を行う施設もあるというが，あまり一般的ではない．場合によって，電話再診と処方箋の郵送をする場合もある．

1人あたりの診療時間としては，一般には30分枠に3〜5名程度の対応が現実的であろう．

書類作成

診断書や証明書を依頼された場合には速やかに対応する．診療時間が数分という場合でも，書類作成で時間がかかることも多い．その時間の評価や負担軽減は課題であろう．最近の電子カルテには，診断書作成の支援プログラムが組み込まれているのが一般的であるため，活用したい．

非常勤勤務の場合

　常勤する施設以外で外来診療を行う場合には，常勤している施設の規則を順守する．最近では麻疹，風疹，水痘，流行性耳下腺炎の「予防接種実施証明書」かウイルス抗体価の確認も求められる．施設でのe-learning受講を求められる場合もある．

　保険診療としての常勤の定義は「1週間に4日以上の勤務」であるが，常勤かどうかの表現については医療機関からの保健所への届出内容で決まり，5日以上としている施設も多い．その場合に，非常勤とされていても4日勤務であれば，専門医の研修期間として認められるはずである．

▶▶▶ II 実践編

2 低血糖による事故を避けるために
（公安委員会への届）

説明のポイント

　低血糖を避けるためには，まず患者に正しい認識を持ってもらうことが大切である．説明のポイントは以下の4点である．

1) ブドウ糖がヒトの脳の唯一のエネルギー源であること．
2) 低血糖時の症状は，体が血糖を上昇させるために起こしている．血糖が上昇しないと，脳が動かず意識がなくなる．
3) 甘ければなんでもよいというのではなく，必ずブドウ糖10g を用いる．
4) 10gのブドウ糖で50mg/dL程度血糖が上昇し，1時間は効果がある．

　インスリン注射の初期導入で，低血糖について患者に書面で説明するようになった．この際の必要事項を以下に記しておく．

低血糖のサイン：手の震え，冷や汗，動悸←3つともたいてい出る
血糖：69mg/dL以下　（妊婦では59mg/dL以下）
対応：10gのブドウ糖を内服．50mg/dL程度血糖が上昇し，1時間は効果あり

　低血糖をブドウ糖を用いて対処せずに何度も繰り返すと，低血糖に陥っていることが自覚できなくなる．そのようにならないように指導が必要である．

無自覚性低血糖の危険

　無自覚性低血糖は非常に危険である．急に意識がなくなれば大きな事故につながる．2014年「道路交通法に基づく一定の症状を呈する病気等にある者を診断した医師から公安委員会への任意の届出ガイドライン」が日本医師会から出され，個別のガイドラインのうち薬剤性低血糖症とその他の低血糖症（腫瘍性疾患，内分泌疾患，肝疾患，インスリン自己免疫症候群等）については日本糖尿病学会が出すこととなっており資料が閲覧できる[38]．

　背景として，2013年6月道路交通法の一部を改正する法律（2013年法律第43号）が公布され，道路交通法第101条の6において「医師は，その診察を受けた者が第103条第1項第1号，第1号の2又は第3号のいずれかに該当すると認めた場合において，その者が免許を受けた者（中略）であることを知ったときは，当該診察の結果を公安委員会に届け出ることができる．」とされ，運転免許の欠格事項を届けることが定められた．特定の症状を呈する者だけが該当する相対的欠格には，無自覚性低血糖が含まれている．患者はこのような状態を公安委員会に提示することは義務であるが，医師にとって届出は「守秘義務」違反にあたらないことが明示されており，罰則はない．

　それに加えて，例えば，飲酒運転を知りながら同乗して事故となった場合，助手席に乗っていただけでも責任を追及された事例もある．それと同様の理路で，患者の無自覚性低血糖を知ったままで放置していたとすると，患者が自動車運転中の無自覚性低血糖で事故を起こして，相手が外傷を負ったり死亡したりした場合の裁判において，その医師が法的に免責されるかどうかは疑問と考えられている．少なくとも，状況をしっかりとカルテに記録しておくことが重要であろう．

また,無自覚性低血糖の患者にどのように対応すればよいか,届出はどのようにすればよいかについて**表Ⅱ-1**に提示する.

表Ⅱ-1 無自覚性低血糖患者と認知した際の対応

○無自覚性の低血糖症(人為的に血糖を調節することができるものを除く*)の認知
 (1) 問題のある場合に運転免許の保有の有無を確認する.
 (2) 運転免許の保有の有無が確認できない場合には,公安委員会に確認することができる.
 (3) 運転免許の保有が確認された場合は,当該患者の疾病および症状が自動車の運転に支障を来すおそれがあることを患者に丁寧に説明するとともに,運転をしないよう指導し,診療録に記載する.
 (4) 患者への指導が困難な場合は,その家族等を通じての指導を考慮する.
 (5) 上記(3),(4)を実施しても当該患者が受け容れず,現に運転している場合には,当該患者の診断結果について,医師は個人情報を含め公安委員会へ届け出る事ができる旨を説明の上,運転をしないよう再度指導し,その旨を診療録に記載する.
 (6) 上記の説明にもかかわらず,一定の症状を呈する病気等の患者が運転免許を保有し,かつ,現に運転している事が明らかな場合には,医師は定められた書式を公安委員会から入手し,必要事項を記入したうえで届け出る事ができる.届出は公安委員会に持参するか,あるいは書留で郵送する

*これはおそらく,リアルタイムCGMにて血糖を組織液でモニターすることにより血糖を管理して,低血糖を予防している場合を除くと理解される.

▶▶▶ II 実践編

3 栄養指導と在宅指導

　患者中心のチーム医療を行うために，基幹病院では以下のように多くの職種が糖尿病外来をサポートしている．なお，組織の呼称は筆者の施設の例にならった．

看護師（看護部）

　医師の診療のみでは，患者のインスリン導入などができるはずはない．過去に製薬会社がインスリンの導入支援をしていたこともあるが，現在はしていない．ただし，患者が電話での支援を受けられるようにしている会社もある．また，CSIIの導入時は機器を扱うメーカーの力を借りないとなかなか指導ができないこともある．

　CSII＋CGMの導入では看護師の指導を導入日に2時間，さらに1週間後に1時間は予約している．

　フットケアについては，定期的に受診する患者も多い．日本では靴の文化が新しいせいかもしれないが，podiatrist（足病医）という職種が発達していない．それを補う意味でも重要であろう．形成外科や皮膚科の医師との連絡も仲介してもらえる．

　糖尿病認定看護師や特定看護師は，数が少ないが期待されている．これらは研修が必要なこともあり，医療施設での理解がないと育成は難しい．特定行為では，インスリンの投与量の調整について以下のことを行うことが可能となっている．

> 医師の指示の下，手順書（スライディングスケールは除く）により，身体所見（口渇，冷汗の程度，食事摂取量等）および検査結果（血糖値等）等が医師から指示された病状の範囲にあることを確認し，インスリンの投与量の調整を行う．

管理栄養士（栄養部）

主食の概要については医師が確認するべきと考えるが，食事内容の確認やそれについてのアドバイスは医師では無理であり，管理栄養士にお願いする．糖尿病患者には，まず「どんぶり飯を食べてるのに血糖を低下してくれといわれても無理」という趣旨の指導をする．個人での栄養指導には，1日1回30分程度は時間をとる必要があるだろう．当院では40分となっている．

運動療法士（リハビリ科）

運動療法については，糖尿病患者での保険診療での適用が難しい．しかし，運動療法は重要であり心臓の評価なども行ってもらっている．

臨床検査技師（中央検査部）

当院ではSMBGの指導は臨床検査技師が行っている．また，SMBGやSAPのデータの印刷も担当してもらっている．

薬剤師（薬剤部）

将来的には，血糖降下薬のrefill（同じ処方継続）については，ある程度薬剤師が役割を担うのではないかと感じている．インスリン導入やSMBG指導を薬剤師が行う施設もある．

臨床心理士のサポート外来（メンタル科）

CDEJ（糖尿病療養指導士）の職種としては認可されていないが，現実的に糖尿病患者は心理的な問題を抱えていることが多い．コストをかけてコンサルト業務を行うまでにはゆかないが，そのような支援が受けやすくなるような道筋も必要であろう．看護師が仲介

し，臨床心理士と一緒になって患者支援をしてゆけるのが理想的であろう．2017年より国家資格として「公認心理師」が誕生し，心理カウンセラーの重要性が強調されてくると思われる．

地域支援コーディネーター等

病院によってはカスタマーサービスなどとも呼ばれる部署と連携しているかもしれない．訪問看護を行っている場合には，直接訪問した看護師と患者について確認することもある．「埼玉利根医療圏糖尿病ネットワーク」というNPO法人では，地域ぐるみの支援システムを運営している．

▶▶▶ II 実践編　症例実践

4 健診での異常値や高血糖での紹介

健康診断で血糖が高めといわれたり，他施設から紹介されたりした症例を3例提示する．

健診での血糖異常値①

> **症例**　65歳 女性　150cm 50.4kg　血圧：136/55mmHg
>
> 健康診断でHbA1c：6.5％，FBG：105mg/dLで糖尿病について受診するように指摘され来院した．
>
> 既往：不整脈（ペースメーカー使用中）
> 家族歴：糖尿病なし
> 肥満歴：最大体重63kg（58歳）　20歳時48kg
> タバコ：吸わない
> アルコール：飲まない
> 太極拳を月3回，グランドゴルフを月1回行っている．
> 75gブドウ糖負荷試験（75gOGTT）を予約した．
>
> ---
>
> 75gOGTT：
> 血糖（0, 30, 60, 90, 120）：79, 156, 209, 211, 169mg/dL
> IRI（0, 30, 60, 90, 120）：5, 31, 46, 51, 78μU/mL
> Matsuda index＝5.84（2.5未満では抵抗性がある）
> Disposition index＝1.97（1未満でインスリン分泌低下傾向）
>
> 尿：蛋白−，糖4+，ケトン−
> HbA1c：6.1％
> 食事療法の指導を予約した．

[解説]

　HbA1cの6.5％という数値のみを見てすぐに糖尿病としないよ

うにする．健康診断で糖尿病が疑われ，食事を制限して来院する場合がある．OGTTで空腹時血糖が低めに出るが，糖質制限のせいで血糖が上昇しやすくなっている可能性がある．Matsuda index, disposition indexともほぼ正常である．

健診での血糖異常値②

症例　52歳　男性173cm 74.1kg　BMI：24.7kg/m^2　血圧：180/120mmHg

健康診断で糖尿病の疑いがあるといわれ来院した．3カ月前の健康診断時は空腹時血糖：128mg/dL，HbA1cは6.4%であった．

既往：高血圧（40～45歳まで服薬）
家族歴：母が糖尿病
服薬：なし

血圧は再測定で167/102mmHgであった．減塩，水分摂取を促した．ごはんの量について1食200gを超えないように，食パンでは6枚切りの場合は1食2枚までと説明し，1カ月後に75gOGTTを予約した．

#糖尿病
　眼科：未受診
　＿＿＿在住
目標1日食事摂取カロリー：1,800～2,000kcal
タバコ：10本/日

75gOGTT：
血糖（0, 30, 60, 90, 120）：124, 230, 272, 276, 273mg/dL
IRI（0, 30, 60, 90, 120）：17, 30, 52, 77, 69μU/mL
Matsuda index＝1.96（2.5未満では抵抗性がある）
Disposition index＝0.24（1未満でインスリン分泌低下傾向）

> PTR (patellar tendon reflex) rt＝lt＋，ATR (achilles tendon reflex) rt＝lt＋，内踝振動覚rt10sec，lt 11sec
> HbA1c：6.1 ％，Cr：0.78mg/dL，LDL-C：129mg/dL，HDL-C：59mg/dL
>
> 尿：蛋白−，糖4＋，ケトン−
> 尿中アルブミン：7.3mg/g Cr
>
> 糖尿病連携手帳記載し手渡．眼科受診をするように説明した．
> 栄養指導（管理栄養士），在宅教育指導（看護師）を予約した．
> 禁煙も勧めた．
> 投薬を希望したので以下の処方をした．
> 　ネシーナ®（25）1錠　朝食後
> 　オルメテック®OD（20）1錠　朝食後
>
> 1カ月後の受診：眼科受診し眼底はA0-1/A0の所見であった．タバコは1日5本にしているという．体重：73kg，血圧：142/79mmHg
> HbA1c：6.7％，PG（食後2時間）：141mg/dL
> 以下の処方にて近くの内科開業医に紹介した．
> 　リオベル®配合錠LD　1錠　朝食後
> 　オルメテック®OD（20）1錠　朝食後

[解説]

　肥満はないが生活習慣に若干問題があったと思われる．母が糖尿病でインスリン分泌も低下しやすい体質と思われる．OGTTの結果で，IGIではインスリン抵抗性よりもこちらの低下が目立つ．

　日本人への処方では，第一選択薬としてDPP-4阻害薬がよく用いられるのが現状である．この症例では高血圧も初診時は顕著であったが，栄養指導と服薬にて改善している．Matsuda index, disposition indexともに悪化している．ピオグリタゾンを追加し，近くの医師に紹介することとした．

糖尿病診断ありの紹介例

症例 39歳　男性　175cm　74.3kg　血圧：135/84mmHg
腹囲：84cm

急に1週間前から口渇が出た．ジュースなどを飲んでもだんだん味がしなくなったので，耳鼻科を受診したが異常なかった．眼も見えなくなったので眼科を受診し，糖尿病として紹介された．

既往：パニック障害（20歳半ば〜30歳）
家族歴：父方の叔父2人が糖尿病
服薬：なし

HbA1c：11.4％，BG：233mg/dL，eGFR：72mL/min/m^2，ALT：82U/mL，AST：47U/mL，TG：183mg/dL，LDL-C（F式）：117mg/dL，HDL-C：36mg/L
尿：蛋白−，糖3＋，ケトン体−

#糖尿病
　眼科：2015/2　眼底異常なし
___ 在住
目標1日食事摂取カロリー：2,000kcal
車　免許あり．低血糖は自覚可能．ブドウ糖で対応できる．
食事時刻：朝7〜8時，昼12〜13時，夕19時

栄養指導を行い，インスリンを導入した．
　ノボラピッド®フレックスタッチ（朝3―昼3―夕3）単位
　ナノパス®ニードルⅡ34G　70本
SMBG導入

3日後に自己注射について確認のため来院していただいた．
抗GAD抗体：陰性，C-ペプチド：2.3ng/mL（233mg/dL）

[解説]

　視力が低下し眼底に問題がある可能性があったので，食事の際の超速効型インスリンを少量から用いている．持効型インスリンを選択せず血糖の変動を低下させる選択をしている．実際には眼底に出血はなかったようであった．2カ月後にHbA1cが8.1％となり血糖はほぼ正常化し，さらに1カ月後には5.9％となっていた．超速効型インスリン3単位を1日3回の処方から，リオベル®配合錠LD1錠の処方にして，その1カ月後にはHbA1cが5.7％となり，近くの内科開業医に紹介した．

　心理的に追い詰められ，ジュースをかなり大量に飲んでいたようであり，いわゆる「ペットボトル症候群」と思われる．血糖が安定したら服薬に戻すことが必要である．インスリン自己注射初期導入加算を3カ月算定した．

　なお，インスリン用の注射針は1箱70本入っている．薬局で用意する場合に，本数を指定すると時間がかかり患者が待つことになるので，なるべく箱単位での処方がよい．

▶▶▶ II 実践編　症例実践

5　肥満

　肥満への介入は，ADA/EASDの糖尿病ガイドラインでも2016年版からは1つの章として独立させている．日本では薬物治療が基本的にないに等しいが，米国ではいくつか選択肢がある．例えば，リラグルチド3mg/日の使用が「肥満」で認可されている．しかし，現在日本において使用できる資源では，以下のような治療例を参考にしていただけるのではないかと考えている．

肥満①：服薬で継続した症例

症例　47歳　女性　163cm 90.6kg　血圧：122/75mmHg

　42歳の時に他院にてたまたま採血した際，糖尿病といわれた．教育入院をし1,600kcalの食事とインスリン強化療法を開始したが，血糖が安定しメトグルコ®(250) 1錠2回の処方にて退院した．数カ月通院後に自己中断していた．テレビ番組で糖尿病の怖さを感じて当科に受診した．

既往：胆石手術(34歳)，パニック障害(40〜42歳)，高血圧(42歳)
家族歴：母と弟が糖尿病
タバコ：1日20本
アルコール：飲まない
最大体重：102.8kg(39歳)
20歳時体重：80kg
出産：25歳時第1子(2,800g)，29歳時第2子(2,850g)

HbA1c：13.5 %，BG：271mg/dL，Na：136mEq/L，ALT：20，AST：20，Cr：0.57mg/dL，LDL-C(F式)：157mg/dL，HDL-C：53mg/dL，TG：112mg/dL
尿：蛋白−，糖3＋，ケトン体−

#糖尿病
　眼科：2014/4　A0/A0
　目標1日食事摂取カロリー：1,600kcal
　____在住
　目標体重：とりあえず80kg

栄養指導予約

処方：
　メトグルコ®(250) 2錠　1日2回　朝，夕食後
　ヒューマログ®(朝2—昼2—夕2) 単位
　ランタス®　朝12単位
　ナノパス®ニードルⅡ 34G　70本
　ミカルディス®(40) 1錠　朝　食後
SMBG導入

4カ月後にHbA1c：6.0％，体重：92kgとなり服薬に変更を希望した．
　メトグルコ®(500) 1錠　1日3回　食前
　セイブル®(75) 1錠　1日3回　食前
　コレバイン®(500) 1錠　1日3回　食前
　ジャヌビア®(50) 1錠　朝　食後
　ミカルディス®(40) 1錠　朝　食後

12カ月後には，HbA1c：6.1％，体重：87.0kgとなっている．

[解説]
　一時的にはインスリン注射を受け入れていたが，もともとメンタル的に弱いようで自己注射の継続が困難であった．GLP-1受容体作動薬を勧めたが拒否されている．SGLT2阻害薬は膀胱炎になったため，すぐに中止した．メトグルコ®，セイブル®，コレバイン®を食前に服用することで，体重増加をあまりきたしていない．なお，

米国ではコレバイン®とほぼ同様の作用のコレスチミドが，血糖降下薬としてFDAから認可されている．

肥満②：GLP-1 受容体作動薬使用

> **症例** 39歳　女性　158cm 107.5kg　血圧：148/88mmHg
> 腹囲：118cm
>
> これまで糖尿病といわれたことはなかったが，たまたま皮膚科に受診したところ高血糖を指摘された．
>
> 2010年12月受診
> タバコ：吸わない
> アルコール：月に1〜2回ワインボトル半分．
> 既往：とくになし
> 家族歴：母が糖尿病
>
> HbA1c：10.6%，BG：245mg/dL，Cr：0.45mg/dL，LDL-C：91mg/dL，HDL-C：45mg/dL，TG：128mg/dL
> 尿：蛋白−，糖4＋，ケトン体−
> 尿アルブミン 4mg/gCr
>
> #糖尿病
> 　眼科：2010/12　眼底異常なし
> 目標1日食事摂取カロリー：1,400kcal
> ＿＿＿ 在住
> 食事時刻：朝8時半，昼13時，夕20時
>
> 栄養指導を2カ月の来院ごととし，GLP-1受容体作動薬を処方した．
>
> 処方：
> 2010/12　HbA1c：11.1%，BW：107.5kg
> 　ビクトーザ®　1キット
> 　　朝　1回　0.3, 0.6, 0.9mg　1週間ごと増量

```
  ナノパス®ニードル33G　70本
  SMBG導入
2011/3  HbA1c：6.3％, BW：95.5kg
  バイエッタ®5μgペン　1キット
  5μg　朝, 夕　1日2回
  ナノパス®ニードル33G　70本
2011/5  HbA1c：5.1％, BW：88.1kg
  バイエッタ®10μgペン　1キット
  10μg　朝, 夕　1日2回
  ナノパス®ニードル33G　70本
2011/6  HbA1c：5.2％, BW：89.6kg
  バイエッタ®10μgペン　1キット
  10μg　朝, 夕　1日2回
  ナノパス®ニードル33G　70本
  メトグルコ®(250)2錠　1日2回　朝, 夕食後
2011/9  HbA1c：5.1％, BW：74.7kg
  バイエッタ®10μgペン　1キット
  10μg　朝, 夕　1日2回
  ナノパス®ニードル33G　70本
  メトグルコ®(250)3錠　1日2回　朝, 夕食後
2012/5  HbA1c：5.4％, BW：64.2kg
  メトグルコ®(250)3錠　1日2回　朝, 夕食後

他院へ紹介となった.
```

[解説]

　肥満患者の体重管理は困難なことが多いが，本人のモチベーションが高かったことと栄養指導の継続，そしてGLP-1受容体作動薬とメトホルミンを用いることで，107.5kgの体重を64.2kgまで減らすことが可能であった．

　短時間作用の分子量の小さいバイエッタ®(エキセナチド)は，脳

神経や神経節に直接作用して食欲減退を効率的に起こすことができる．このような大幅な減量はこれまでの製剤では困難であった．他にも，エキセナチドを用いることで30kg以上減量できた患者を，当科では2名ほど経験した．

当科症例を30症例をまとめたことがあるが，平均では80.0kgから75.4kgへと，有意な体重減少があった．一方，ビクトーザ®（リラグルチド）は0.9mg/日では，77名で65.6kgが64.5kgに減少した程度であった．

肥満③：減量手術例

症例 44歳　女性　161cm　110.5kg　血圧：161/98mmHg　腹囲：132cm

他院より血糖管理，体重管理が困難であるため紹介された．来院時にBMIは42.6kg/m^{2}であった．数年前から100kgを超え，最大体重は2011年の正月頃で117kgくらいあった．ごはんは1回に1合で，朝は食べていない．仕事は事務で通勤は車でしている．

2011年8月受診
既往：とくになし
家族歴：母方の祖母とおばが糖尿病
タバコ：1日15本

HbA1c：11.5 %，Cr：0.56mg/dL，LDL-C：125mg/dL，HDL-C：46mg/dL，TG：167mg/dL
尿：蛋白＋，糖4＋，ケトン体－
#糖尿病
　眼科：2011/8　眼底異常なし
＿＿＿在住
目標1日食事摂取カロリー：1,400kcal
初回は栄養指導を主とし服薬にて介入を試みた．

処方:
　グリメピリド(1) 1錠　朝食後
　メトグルコ®(250) 2錠　1日2回　朝, 夕食後
　ミカルディス®(40) 1錠　朝食後

2011年12月
体重:107kg, 血圧:150/89mmHg
HbA1c:7.4%, LDL-C:125mg/dL, HDL-C:45mg/dL, TG:134mg/dL
尿:蛋白±, 糖−, ケトン体−
処方:
　メトグルコ®(250) 2錠
　セイブル®(50) 1錠
　コレバイン®(500) 1錠　1日3回食前
　ミカルディス®(40) 1錠
　スピロノラクトン(25) 1錠　朝食後

2013年3月
タバコは1日5本くらいになっている. 体重が減らない.
体重:102kg, 血圧:130/77mmHg
HbA1c:6.5%, LDL-C:94mg/dL, HDL-C:44mg/dL, TG:222mg/dL
尿:蛋白−, 糖−, ケトン体−
処方:
　バイエッタ®5μペン　1キット
　朝5μg　夕5μg
　ナノパス®ニードルⅡ 34G　70本
　メトグルコ®(250) 3錠
　コレバイン®(500) 1錠　1日3回食前
　ミカムロ®配合錠AP1錠
　スピロノラクトン(25) 1錠　朝食後

2015年3月
体重:95kg, 血圧:116/66mmHg

> バイエッタ®が10μgずつになっている．他施設に減量手術について説明を聞きに行った．睡眠時無呼吸について評価が必要だとのことで，他施設呼吸器内科で評価してもらった．説明を聞きに行った他施設の減量外科宛に紹介状作成．
>
> 2015年7月
> 術前　OGTT
> 血糖 (0, 30, 60, 120)：112, 148, 213, 187 mg/dL
> IRI (0, 30, 60, 120)：15.0, 33.0, 41.4, 40.6 μU/mL
> HOMA-IR＝4.14（2.5以上では抵抗性がある）
> Matsuda index＝3.05（2.5未満では抵抗性がある）
> Disposition index＝1.52（1未満でインスリン分泌低下傾向）
>
> 術後
> バイエッタ®，メトグルコ®，コレバイン®中止
>
> 2016年1月
> 体重：93.1 kg，血圧：123/63 mmHg
> HbA1c：5.8 %，LDL-C：110 mg/dL，HDL-C：38 mg/dL，TG：153 mg/dL
> 服薬は全く用いておらず，体重は徐々に低下している．血圧も正常範囲である．

[解説]

　米国では年間数十万人が受ける減量手術であるが，日本では限られた施設でしか実施されていない．四谷メディカルキューブの笠間和典医師が，第一人者として定評がある．同施設では腹腔鏡で施術し，メンタルサポートも十分に行われる．

　方法としては，消化吸収を抑制するため，食物の胃の通過を制限し，十二指腸での消化液との混合をバイパスさせ，さらに栄養素を吸収する腸の通過も減らす方法（gastric bypassやsleeve gastrectomy）が考案されている．単に食道と胃の間をバンディングする

方法 (adjustable gastric banding) は効果が落ちる.
　まず，患者に説明会に出てみるように話をしてみて，実際に決心がついたら紹介状を作成する．肥満を伴う2型糖尿病を唯一cureできる方法と評価されている．

▶▶▶ II 実践編　症例実践

6　足潰瘍

フットケア

症例　46歳　男性　163cm 60kg　血圧：113/76mmHg

　36歳の時に健康診断で糖尿病を指摘された．最初数回SU薬を処方されたが，診療は中断となっていた．1年前に10kg急に痩せた．今年の夏は缶コーヒーを1日に4本以上は飲んでいた．視力低下があり，眼科受診をしたところ糖尿病性網膜症を指摘され，血糖についても治療が必要といわれ紹介された．

既往歴：鼠径ヘルニア
家族歴：父と母と双方の祖父母が糖尿病でインスリン治療中．
タバコ：1日10～20本
アルコール：週3～4回日本酒2合

HbA1c：10.7%, BG：321mg/dL, LDL-C：108mg/dL, HDL-C：56mg/dL, TG：96mg/dL, Cr：0.82mg/dL
尿：蛋白±，糖4+，ケトン体−

#糖尿病
　眼科：2010/12　B3/B4　PC後　左失明　右視力0.4
　____ 在住
目標1回食事摂取カロリー：1,800kcal
食事時間：朝食べず，昼11時，夕不定期
車運転する．低血糖は自覚可能．ブドウ糖で対処できる．

食事は1日3回していただくように栄養指導で確認した．インスリン強化療法を開始しヒューマログ®（朝10-昼10-夕10），ランタス®（朝20-昼0-夕20）単位を用いてHbA1cは6%程度となった．アジルバ®（20）1錠，リリカ®カプセル（75）2カプセル1日2回

> 朝夕食後．眼は硝子体手術となったが，左は失明となった．禁煙しアルコールもほとんど用いなくなった．それ以後，血糖管理を外来で行っていた．
> 2014年3月，風呂で足をぶつけたことがあった．数日して足から血が出ていると知り合いにいわれて，皮膚科を受診した．右足の外果が化膿し，一部潰瘍化していた．左2～3，4～5趾間部が白癬で浸軟している．足潰瘍は皮膚科通院にて改善した．
> 以後は皮膚科受診とともに，1カ月に1度の外来受診の際に，フットケアを在宅指導として看護師が実施している．

[解説]

　視力障害があり，また，神経障害が進行しており，外傷に気付くのが遅れた．足壊疽には至っていないが，毎月のフットケアを継続している．また，血流について血管外科や循環器の医師に1度は紹介して確認する．最近はカテーテルの技術が進んでおり再開通できる血管もかなりあるという．ただし糖尿病の場合には介入が難しい場合が多いようである．

　足潰瘍は安静にしないとなかなか治らない．形成外科に入院する場合もあるが，長期の滞在が必要となるようである．外来に戻っても再発しないように注意が必要である．

　フットケアでは足の爪のケアも重要である．深爪をしないような爪の切り方の指導や，ペンチややすりを用いて手を加えたりすることもある．グラインダーを用意している施設もある．足に異常があったらすぐにわかるように，靴下は白で厚めのものを推奨する．

▶▶▶ II 実践編　症例実践

7　糖尿病性腎症（透析予防）

糖尿病性腎症の透析予防指導

症例　64歳　男性　175cm　74.3kg　血圧：129/58mmHg

他院より，血糖管理が不良なため紹介された．

既往：とくになし
家族歴：糖尿病なし
タバコ：1日15～20本（13歳より）
アルコール：機会飲酒
処方：
　アピドラ®（朝8―昼6―夕0）単位
　ランタス®　眠前　10単位
　グルコバイ®（100）1錠　1日3回　毎食食前
　テネリア®（20）1錠　朝食後
　ブロプレス®（8）1錠　朝食後
　ゼチーア®（10）1錠　朝食後

HbA1c：9.3%, FPG：141mg/dL, LDL-C：101mg/dL, HDL-C：43mg/dL, TG：161mg/dL, eGFR：44.3mL/min/1.73m^2
尿：蛋白2+，糖±，ケトン体−

#糖尿病　2005年頃診断
　眼科：2014年　PC後
　＿＿＿在住
車運転していない．免許あり．低血糖は自覚可能．ブドウ糖で対処可能．
目標1日食事摂取カロリー：1,600（～1,800）kcal
食事時刻：朝7時，昼12時，夕19時
就寝23時

ランタス®は朝打つようにし，グルコバイ®，テネリア®を中止し，ビクトーザ®を開始した．朝食前の血糖を測定しランタス®の量を調節してもらうように説明した．

1カ月後来院
体重：68.9kg，血圧：133/769mmHg
HbA1c：8.5%，PG：121mg/dL，LDL-C：104mg/dL，HDL-C：38mg/dL，TG：150mg/dL，eGFR：51.2mL/min/1.73m^2
尿：蛋白＋，糖4＋，ケトン体－

糖尿病性腎症透析予防の介入を開始した．以下の指示と指導計画を作成した．

身体状況：
　174.6cm 68.9kg，BMI：22.8kg/m^2
　喫煙あり
臨床データ：
　HbA1c：8.5%，eGFR：51.2mL/min/1.73m^2
評価：
　腎症3期，CKD：G3a，A3
指導事項
　食事指導：エネルギー量：1,800kcal　蛋白質：60g/日未満
　食塩：6g未満
　生活指導：腎症の悪化要因と検査，血圧の管理，生活スタイルの改善の相談と目標の設定，服薬内容の確認，自己管理支援，感染予防，目標の評価・再設定
指導計画
　食事指導：適正な食事量の習得　食塩の過剰摂取を控える
　生活指導・看護計画
　目標：病気にあった健康管理を継続できる
　腎症の悪化要因と検査結果：説明を行う
　血圧の管理：血圧値のフィードバック，血圧変動要因の確認
　　　　　　　血圧の正しい測り方，血圧手帳の使用方法の説明
　生活スタイルの改善の相談と目標の設定：病期にあった運動療法を指導する．特に，脈拍や血圧の変動に注意する．中等度までの

運動療法について説明する．病態により過激な運動は不可とする．
服薬内容の確認：指示通りか確認する．
自己管理支援：自己管理にむけての支援
感染予防：口腔ケアの具体的方法，フットケアの具体的方法
目標の評価・再設定：療養行動の目標を評価し再設定する．

参考）糖尿病性腎症の病期分類とCKD重症度
CKD分類：eGFR（mL/min/1.73m^2）
G1　　90以上
G2　　60以上　89未満
G3a　 45以上　59未満　　A1：1期，A2：2期，A3：3期
G3b　 30以上　44未満
G4　　15以上　29未満　　4期
G5　　15未満　　　　　　5期（透析療法期）
　A1：尿アルブミン/Cr　30mg/gCr未満
　A2：尿アルブミン/Cr　30mg/gCr以上300mg/gCr未満
　A3：尿アルブミン/Cr　300mg/gCr以上
〔糖尿病性腎症合同委員会報告（2013年12月）より引用〕

[解説]

　喫煙が腎臓に悪影響を与えていたと感じる．尿蛋白が陽性で持続しており糖尿病透析予防指導を開始した．なお，eGFRでの評価は，2期や3期では2年以上の経過を見ないと腎機能を反映するかは難しい．上述のように医師の指示と指導計画作成が必要とされる．電子カルテにテンプレートとしてあらかじめ用意しておくのが現実的であろう．

　指導は，看護師と管理栄養士と医師の外来での受診が同一日に実施される．透析予防指導にかかわるスタッフは，あらかじめチームとして登録をしておく．スタッフの要件は，医師では糖尿病学会に5年以上入っていることでよいであろう．他のスタッフはCDEJの資格を持つような条件をクリアしていればよい．また，軽度の運動は透析を遅らせるため，運動指導も推奨される．

> > > II 実践編　症例実践

8　肝機能異常の症例

脂肪肝（NAFLD）→肝硬変

症例　62歳　男性　159.5cm　100.3kg
血圧：150/73mmHg

　近くの内科で肝硬変として治療されていた．最近アンモニアが上昇傾向であり，専門の施設での診療が必要と判断され当院消化器肝臓内科に紹介され，糖尿病があるため当科に紹介された．
　お酒はもともと飲まない，タバコは30年前にやめた．10年前より脂肪肝といわれ，3年前に肝硬変といわれた．

既往：虫垂炎（14歳Ope），痔核（29歳Ope）
家族歴：糖尿病なし，父が高血圧と脳梗塞，姉が脳梗塞

HbA1c：7.2 %，FPG：117mg/dL，Alb：3.1g/dL，AST：52IU/L，ALT：32IU/L，LDL-C：91mg/dL，HDL-C：53mg/dL，TG：72mg/dL，WBC：3600/μL，Hb：13.0g/dL，Plt：56000/μL，C-peptide：3.19ng/mL，HBs抗原（−），HCV抗体（−），アンモニア：203μg.dL
尿：蛋白−，糖−，ケトン体−　尿中アルブミン：10mg/gCr

#糖尿病
　眼科：2014/10　眼底異常なし
　＿＿＿在住
#肝硬変（非アルコール性）
食事時刻：朝8時，昼12時，夕19時
就寝23時

消化器肝臓内科よりウルソデオキシコール酸（100）1錠1日3回毎食後，ランソプラゾール®（15）1錠，アミノレバン®EN配合散（50g/包）1包1日2回　朝食後と眠前，ラクツロース®シロップ

> （60％）10mL1日2回朝夕食後，が処方されている．
> ノボラピッド®（朝8―昼8―夕8）単位から開始してもらった．2週間後に受診し，SMBGをみたところ，前日の食前血糖が，朝98，昼243，夕198mg/dLであった．食前の血糖を低下させるために，1つ前の食事の食前インスリンを増量するように説明した．1カ月後の受診ではノボラピッド®（朝20―昼5―夕15）単位となり，HbA1cは6.4％であった．
>
> 3カ月後受診時にピオグリタゾン®（30）1錠を併用したところ，低血糖があり，インスリン注射を止めた．そのままでHbA1cは6.0％前後となっている．さらに3カ月後フォシーガ®（5）1錠の併用を開始した．9カ月後，HbA1cは6.0％で他の臨床指標も変化はない．アンモニア140～180μg/dLで推移している．

[解説]

おそらく，NAFLD（非アルコール性脂肪性肝疾患）からNASH（非アルコール性肝炎）を経て肝硬変に至った症例である．C型肝炎やアルコール性肝障害で糖尿病となっている患者はよく診療するが，まずインスリン強化療法を用いる．食後追加分泌が非常に大量に必要となることをよく経験する．

NAFLDは過去にあまり経験しなかったが，最近はときどき見かける．基本的に，肝機能障害が著しい場合にはインスリン強化療法を行う．この症例でも最初にインスリンを用いた．ただし，インスリンには脂肪肝を改善する作用は期待できないため，ピオグリタゾン，さらにフォシーガ®を追加した．その際にインスリンは必要なくなった．本来は，肝硬変になる前にこのような介入をすることが望ましかったのかもしれない．

▶▶▶ II 実践編　症例実践

9　インスリン使用1型糖尿病

1型糖尿病①：インスリン強化療法

 | 症例 | 56歳　女性　156.5cm 60kg　血圧：144/81mmHg

　46歳の時に1型糖尿病と診断された．他院で治療されていたが，HbA1cが8〜9%程度と高めで，血糖管理が改善しないため紹介された．合併症は出ていない．現在アピドラ®（朝6―昼10―夕10）単位，トレシーバ®眠前18単位に使用している．SMBGは朝食前，夕食前と眠前に行っている．

既往：突発性難聴（47歳）
家族歴：糖尿病なし

#1型糖尿病
　眼科：2014/7　異常なし
　＿＿＿在住
食事時刻：朝8時，昼14時半，夕23時
車運転しない．低血糖は自覚可能．ブドウ糖で対処できる．
目標1日食事摂取カロリー：設定なし
PTR rt＝lt＋，ATR rt＝lt＋vibration rt 11 sec lt 10 sec
腹部にインスリンによる硬結はなかった．

HbA1c：8.6 %，FPG：142mg/dL，LDL-C：86mg/dL，HDL-C：79mg/dL，TG：55mg/dL
尿：蛋白−，糖−，ケトン体−

まずiPro2®を装着し，血糖変動を確認した．

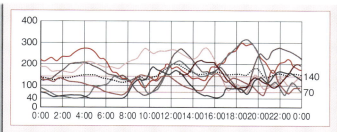

CGMの結果は上記のようになっている．血糖は147±65（40〜315）mg/dL　平均±SD（最低〜最高）であった．朝の血糖が一定せず，聞くと眠前の注射時間がなかなか一定しないともいっていた．夕食後の血糖上昇が若干目立った．

トレシーバ®を眠前でなく朝に使用するようにした．朝の血糖をみて3日に1度，1単位までで調節するようにし，アピドラ®も食前の血糖による補正と，主食量による調節をするように説明した．

（説明）
アピドラ®　朝6―昼6―夕10単位
　食前の血糖をみて1単位追加で50mg/dL低下として補正を行う．
　食べないときは打たないで，主食量で若干調節をする．
トレシーバ®：朝18単位
　朝の目標血糖：90〜120mg/dL
　3日に1度＋1単位，そのまま，−1単位といった調節をする．

2カ月後来院：
HbA1c：7.5％，体重：59.7kg，血圧：158/73mmHg
トレシーバ®は朝に19〜20単位用いている．アピドラ®も固定ではなく朝5〜7，昼4〜8，夕12〜13単位と血糖値と主食により調節をするようになった．低血糖の回数は以前の半数以下になったという．

[解説]

　実は最初はCSIIを希望していたのだが，食事の際には自分でボーラスは決めなければならないことを知らず，完全にポンプが自動でやってくれるものと誤解していた．とりあえずiPro2®を1週間装着してみたが，継続して皮下に針を装着することは合わなかったようであり，頻回注射法を継続することをまず試みた．

　その結果，朝にトレシーバ®（インスリンデグルデク）を打つことで夜間に血糖が下がりすぎることがなくなり，若干増量し微調節することで比較的安定してきた．眠前に血糖を測定しなくなることには，最初は不安があったが，肝臓からブドウ糖がちゃんと作られると説明したため，最近は眠前測定なしでも気にならなくなったといっていた．

　記載の来院以後も，HbA1cは7.2～7.8%を保っている．

1型糖尿病②：CSII症例（SAP）

症例　37歳　女性　160cm 44kg　血圧：126/68mmHg

2年前に糖尿病と診断され，以後インスリンを用いている．CSIIを希望し紹介された．妊娠を希望している．

既往：とくになし
家族歴：糖尿病なし
処方：インスリンのみ
　ノボラピッド®　（朝7―昼10―夕7）単位
　トレシーバ®　夕食時6単位
HbA1c：7.5%
尿：蛋白－，糖4＋，ケトン－

#糖尿病
　眼科：2015/8　眼底異常なし

> ＿＿ 在住
> 目標1日食事摂取カロリー：1,600kcal
> 食事時刻：朝6時すぎ，昼12〜14時，夕19〜22時
> 車運転する．低血糖は自覚可能．ブドウ糖で対処できる．
> 妊娠希望，CSII＋CGM
>
> 1週間後にCSIIとCGM装着（ミニメド®620G）を予定した．
> 目標血糖：朝　90〜120mg/dL
> 基礎インスリン：8単位（0.3U/hr）から開始
> ボーラス：食事に応じて（できればカーボカウント）
> 補正：1単位で50mg/dL低下
> 高血糖：水分しっかり，尿から糖が出る．
> 低血糖（冷や汗，動悸，手の震え）：
> 　69mg/dL以下．ブドウ糖10g服用で50mg/dL血糖上昇．1時間は効果
>
> 装着1週間後にも確認のため在宅指導を受診．血糖が30mg/dLだったり200mg/dLだったりと，変動すると落ち込むという．ただ，特にトラブルはなかったという．針の交換もスムーズにできていた．
> 1カ月後の受診で基礎設定を若干変更し，低血糖は減っていった．
>
> | 時刻 | 0：00 | 3：00 | 6：00 | 12：00 | 20：00 |
> |---|---|---|---|---|---|
> | U/hr | 0.3 | 0.5 | 0.3 | 0.6 | 0.3 |
>
> また，ボーラスは毎食6単位ずつから調節しているが，カーボカウントモードは用いていなかった．

[解説]

　基礎と追加補充の比で，追加補充の方が多く，トレシーバ®の量が少ないように感じられる．ただし，痩せているため肝臓からの糖産生に必要な基質が少なめかもしれない．まずは1日8単位くらいの基礎補充で開始してもらうこととした．装着の際，前日21時に

トレシーバ®が投与されており,装着日は0.2U/hrからとし,次の日の朝から0.3U/hrにしてもらった.

血糖測定は1日3回とし,レスキューのインスリンは持つように説明している.針付きの注射器を処方することもある.

SAP(sensor-augmented pump)といっても日本の場合には動作が限られており,低血糖の場合でもポンプは自動停止をしない.1カ月に1度の受診が必要となる.CSIIのみでは2カ月に1度の受診でも可である.SAPの場合,1カ月の結果を印刷すると,A4用紙で2cmくらいの厚さになり,これは当院では中央検査部で出力してもらい,電子カルテに転送してもらっている.

朝方に血糖が上昇しやすいようで,午前3時からの基礎注入が増加としていた.もともとトレシーバ®を夕方にしていたのも,朝の血糖が上昇しやすかったからのようであった.皮下注射製剤ではこのような調節ができず,CSIIの利点ではある.

▶▶▶ II 実践編　症例実践

10 インスリン使用 2 型糖尿病

　インスリン強化療法から，基礎インスリンとGLP-1受容体作動薬併用へと移行した結果，多くの患者は血糖管理が改善し，QOLが上昇している．コスト的には，強化療法でのSMBGの回数が減ることや，DPP-4阻害薬の併用がなくなることから，それほど大きな負担増とはならず，当科の試算では逆に，2〜4割の患者ではかえって安くなるとされている．当院でも200人以上がこのような治療方法に変更になっているが，その一例を以下に挙げる．

基礎インスリン＋GLP-1受容体作動薬

症例　62歳　男性　171 cm　86 kg　血圧：126/75 mmHg

　41歳から糖尿病．60歳からインスリンを用いている．他院より当院の循環器内科で経過をみるよう依頼され，内分泌・糖尿病内科にも紹介された．

既往：心筋梗塞（41歳 CABG後），円形脱毛症
家族歴：父が糖尿病
アレルギー：造影剤
服薬：スタチン，ジゴキシン，カルシウム拮抗薬，βブロッカー，
　　　アスピリン，ワーファリン，利尿薬（循環器内科より）

#糖尿病
　眼科：2014/5/27　B1/B1　PC後
目標1日食事摂取カロリー：1,600 kcal
食事時刻：朝8時，昼12時，夕20時
就寝：23時半
車運転する．低血糖は自覚可能．ブドウ糖で対処できる．
循環器内科受診あり

＿＿在住
【治療薬の経緯】
2010年　HbA1c：7.5〜8.2%，体重：85kg
　ヒューマログ®（朝16―昼10―夕16）単位
　レベミル®　眠前15単位

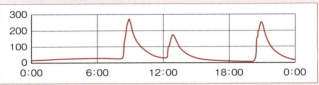

2011年　HbA1c：9〜10%，体重：85kg
　ヒューマログ®（朝12―昼8―夕12）単位
　レベミル®（朝12―昼0―夕16）単位

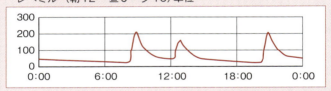

2013年　HbA1c%：8-9%，体重：86kg
　ヒューマログ®（朝12―昼8―夕12）単位
　トレシーバ®　朝32単位

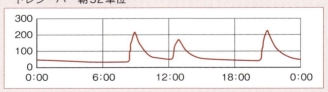

2014年11月　HbA1c：9.4%，体重：86kg
　ビクトーザ® 0.3，0.6，0.9mg（1週間ごと増量）
　トレシーバ®　朝32単位

> 2015年11月 HbA1c：7〜8％，体重：80kg
> 　ビクトーザ® 0.9mg
> 　トレシーバ® 朝32単位
> 　カナグル®（100）1錠

［解説］

　肥満を伴い動脈硬化の進行した症例．C-ペプチドは実は4ng/mLもあったが，血糖管理は困難であった．基礎インスリン補充とGLP-1受容体作動薬の併用を開始し，改善した．さらにSGLT2阻害薬を併用し，体重管理もよくなっている．本人の弁では，インスリンを打つために無理に食事をする必要がなくなった点が寄与していたという．このような症例は結構ある．

　ビクトーザ®（リラグルチド）に変更する場合に，インスリンではなく，血糖を上昇させるグルカゴンを抑える注射薬と説明する．間違って朝，昼，夕の3回打った症例も1例経験したが，朝1回（朝食まで待つ必要もない）のみの注射でよいというメリットのため，多くの2型糖尿病患者のQOLが改善している．また，低血糖も少なく体重管理もしやすくなる．

11 ステロイド使用の患者

ステロイド使用①：服薬対応

症例 74歳　女性　156cm 53kg　血圧：163/85mmHg

62歳の時に診断された糖尿病患者．アマリール®が処方されていたようだが，治療は中断となっていた．関節リウマチ，間質性肺炎で呼吸器内科を受診．3カ月前より膠原病内科よりプレドニゾロン3mg/日処方されている．HbA1cが9％であり，血糖管理のコンサルトを依頼された．

既往：高血圧（55歳），脳梗塞（64歳），関節リウマチ（68歳）
家族歴：糖尿病なし
服薬：アーチスト®（2.5）1錠，プラビックス®（75）1錠，リピトール®（10）1錠，バイアスピリン®（100）1錠，タケプロン®（15）1錠，ディオバン®（160）1錠，コニール®（4）1 2回

#糖尿病
　眼科：2014/1 眼底異常なし
目標1日食事摂取カロリー：1,600kcal
____在住

HbA1c：9.1％，Cr：1.3mg/dL，尿：蛋白+，糖3+，ケトン−

シュアポスト®（0.25）1錠，セイブル®（50）1錠を毎食前に追加．またトラゼンタ®（5）1錠を追加した．2カ月後にHbA1cは7.2％となっていた．

[解説]

ステロイドを一時的に大量に用いる治療で，血糖管理のコンサル

トをよく受ける．入院中の患者の場合もあるが，リウマチ科の場合の外来ステロイド治療，抗癌剤投与時の一時的ステロイド投与などの場合は，ほとんど外来での対応である．

　この症例では多くの服薬があるが，家族がうまく服薬を管理してくれていた．食後血糖を低下させる作用のある薬物をまず選択する．腎機能が若干低下している場合には，シュアポスト®やトラゼンタ®がよく用いられる．

ステロイド使用②：レベミル®での対応

症例	44歳　女性　168cm 85kg　血圧：145/82mmHg

顔面神経麻痺で耳鼻科に入院した患者のHbA1cが11.4％であったため，内分泌・糖尿病内科の外来に紹介された．これまで糖尿病といわれたことはないという．サクシゾン®（ヒドロコルチゾン）600mg/日より開始するとのことであった．

既往：とくになし
家族歴：糖尿病なし
服薬：なし

#左顔面神経麻痺
#糖尿病
耳鼻科入院
目標1日食事摂取カロリー：1,600kcal

未治療であり，最初はサクシゾン®を1日に渡り点滴をしていたため，レベミル®（朝10—夕10）単位から開始した．血糖は朝140〜180mg/dL程度となった．サクシゾン®の減量もあり，サクシゾン®を午前中に点滴するようになってからは，レベミル®は朝のみとし，20単位を用いていた．

プレドニゾロン内服に変更となってからは，次のようにした．

```
プレドニン®                  レベミル®
20mg (朝10，昼10)          朝20単位
15mg (朝10，昼5)           朝15単位
10mg (朝10)                朝10単位
5mg  (朝 5)                朝5単位

退院時にはプレドニン®は中止となり，ジャヌビア®(50) 1錠朝1回
にして，近くの医師に紹介状を作成した．
```

[解説]

　基本的にプレドニゾロン1mgに対してインスリン1単位である．ただし，プレドニゾロンが20mgを超える場合には，肝臓からの糖産生も限界があるため，それ以上のプレドニゾロンでもインスリンはまず増やさない．プレドニゾロンが減量されるに比例して，インスリンも減量する．

　表Ⅱ-2に合成ステロイドホルモン製剤の特性をまとめた．作用時間と用量が問題となる．ちょうどプレドニゾロンの作用時間が，レベミル®(インスリンデテミル)の作用と同じように変化する．顔面神経麻痺や突発性難聴のように，比較的早期にプレドニゾロンを減量する場合に有用である．

　SU薬が入っている場合には，血糖が上昇すると膵β細胞からのインスリン分泌が刺激されやすくなるので，レベミル®は若干少なめに設定するとよい(例えば20単位でなく15単位程度など)．

　抗癌剤を使用している場合など，ステロイドを月に数回用いるような症例では，普段のインスリンをその時だけ倍増して経過をみるとよい．また，高血糖に対しては水分をしっかりと飲用するように説明しておく．ただし，スポーツドリンクは血糖が上昇することも付け加えておく．

表Ⅱ-2　合成ステロイドホルモン製剤の強度と作用時間

一般名	抗炎症作用	電解質作用	血中半減期	作用時間
ヒドロコルチゾン	1	1	1.5時間	8～12時間
プレドニゾロン	4	0.8	3時間	12～36時間
メチルプレドニゾロン	5	0	3時間	12～36時間
デキサメタゾン	25	0	5時間	36～72時間
ベタメタゾン	25	0	5時間	36～72時間

ステロイド使用時のインスリン初期設定の要点

ヒドロコルチゾン
- 作用している時間に超速効型（4時間効果）を用いる．
- 毎食前に8単位ずつから開始．すでに使用している場合には<u>倍量</u>を用いる．

プレドニゾロン
- 20mg/日以上　レベミル®朝20単位
- 20mg/日未満　mg数に応じて比例させ調節．
  （SU薬併用では若干減量する）

デキサメタゾン
- 服用日と服用終了翌日まで超速効型（毎食前）と持効型（朝）を併用する．
- 初回，超速効型は6単位ずつ，持効型は9単位とする．
- すでに使用している場合には<u>倍量</u>を用いる．

どの場合にも，朝食前血糖が上昇する場合には朝に持効型インスリンを用い調節する．

12 術前血糖管理依頼（食事が一定しない症例）

▶▶▶ II 実践編　症例実践

消化器癌術前血糖管理依頼

症例 73歳　男性　164cm　62.5kg　血圧：146/89mmHg

2015年11月の人間ドックで，大腸内視鏡にて腫瘍が発見された．その後の腹部CT検査で，膵体部の悪性腫瘍を疑われ，肝外側区域と後区域に転移を疑う所見が発見されている．手術が必要そうであるが，HbA1cが11.8％と高いため，消化器肝臓内科から紹介された．最後に検診を受けたのは1年前で，2年前から血糖が高めといわれていた．昨年の暮れから体重が1kg減少した．

既往：心房細動（40歳から），高血圧，脂質異常症，副鼻腔炎
家族歴：父が糖尿病，肝癌
タバコ：5～6年前にやめた
アルコール：日本酒1.5合/日
服薬：なし

#糖尿病
　眼科：2015/11　人間ドックで眼底写真は正常
#HBs抗体陽性
　___在住
目標1日食事摂取カロリー：1,800kcal
自動車を運転する．低血糖は自覚可能．ブドウ糖で対処可能．

インスリン導入とし，以下の説明をした．
朝食前血糖目標：90～120mg/dL．140mg/dLは超えないように．
ランタス®9単位から開始
PET-CTの日は打たないが，基本的には食べなくても打つ．

食事ごとに4時間作用のインスリン
ノボラピッド®を3単位ずつから開始
(朝3―昼3―夕3) 単位　合計9単位

ランタス®の調節：朝食前血糖をみて目標となるように3日に1度＋
　　1〜2単位，あるいはそのままか，−1〜2単位

ノボラピッド®は合計単位がランタス®と同じになるように調節
例：
　ノボラピッド® (朝3―昼2―夕3) 単位
　ランタス®　8単位
　ノボラピッド® (朝3―昼3―夕4) 単位
　ランタス®　10単位
　など
高血糖：尿から糖が出ます．水分補給をしっかり．スポーツドリン
　　　　ク不可．
低血糖：手の震え，冷や汗，動悸，69mg/dL以下
　　　　ブドウ糖で対応．10gで50mg/dL上昇．1時間は効果あり．

この患者はノボラピッド® (朝3―昼3―夕3) 単位，ランタス®9単
位にて，FBGは120〜130mg/dLに保つことができた．
受診からほぼ1カ月後に手術となった

直腸がん：Rb type 2, T3 N1 MD-1, Stage IIIa-IV
膵がん：Pb TS2, T4(CH- UD- S- RP+PV- Asp+PL-00-)ND M0-1,
　　　　Stage IVa-IVb
転移性肝がん：(S1, S2/3, S6, S7)
術式：LAR D3/DP D2/肝部分切除 (S1, S2/3＜S6, S7)
術後：食事は摂れるようになり，ノボラピッド® (朝3―昼3―夕3)
　　　単位，ランタス®9単位で，FBGはほぼ100〜140mg/dLと
　　　なっていた．退院後は自宅近くの医師に紹介し，インスリン
　　　処方を継続することとなった．

[解説]

　拙著『病棟血糖管理マニュアル』でも述べているが，基礎インスリンは食事をしなくても打つ．食事用のインスリンは主食量に応じて打つ．他院への紹介状には，インスリンの調節について詳細に記載する（患者への最初の説明を転記）．

▶▶▶ II 実践編　症例実践

13　糖尿病を有する妊婦

妊娠糖尿病

症例　34歳　女性　157cm　83.2kg　血圧：105/61mmHg

妊娠糖尿病で他院より当院産婦人科に紹介された．つわりで食欲は減っている．妊娠15週での75gOGTTで負荷前91mg/dL，1時間後165mg/dL，2時間後181mg/dLであった．

仕事：主婦
既往：とくになし
出産：第1子（2,929g），第2子（3,209g）
家族歴：母が糖尿病（食事療法のみ）
最大体重：89kg（32歳時）

#妊娠糖尿病
#妊娠
　出産予定日：2015/12/XX
___ 在住
食事時刻：朝5時，昼12時半，夕18時

目標1日食事摂取カロリー：1,400kcal
　1食：ごはん100～140gまたは，食パン（6枚切）1～1.4枚
栄養指導予約

毎食前後に1日6回血糖測定
目標血糖値：
　食前：朝95mg/dL未満，昼夕99mg/dL未満
　食後（食べ始めて）2時間：119mg/dL未満

[解説]
　2週間SMBGを行い，インスリンが必要かを評価した．この症例で血糖は問題なく，以後は自宅近くの内科医師に紹介した．産婦人科も，当院では経過をみないこととなった．

2型糖尿病患者の妊娠

症例　31歳　女性　153cm 70.8kg　血圧：131/69mmHg

　第1子を18歳で出産したときに糖尿病と判明した．第1子の生下時体重は3,696gだった．インスリンを用いた．出産後しばらく食事療法のみであったが，25歳ころから服薬を開始している．最近はスイニー®(50) 1錠　1日2回朝夕食後，セイブル®(50) 1錠　1日3回毎食前，メトグルコ®(250) 2錠　1日3回毎食後でグリコアルブミンは17.2％であった．今回第2子を妊娠したため紹介された．

既往：とくになし
家族歴：母と父の母が糖尿病

#糖尿病
眼科：2014年頃　眼底異常なし
#妊娠
　出産予定日：2016/2/16　当院で出産予定
　___ 在住　実家は ___
食事時刻：朝7〜8時，昼12〜13時，夕18〜19時
自動車を運転する．低血糖は自覚可能．ブドウ糖で対処できる．
目標1日食事摂取カロリー：1,400kcal

(患者への説明例)
　妊娠すると，普通の人でも朝の血糖は90mg/dLくらいから70mg/dLに低下します．妊娠中に血糖が高いと，胎児がインスリンを出して体が大きくなります．そうなると出産が大変困難になるため，医療が未発達な時代には母子ともに死亡するリスクが非常に高かったのです．進化の過程では，妊娠中に血糖が高くなる遺伝子

を持っているヒトは生き延びていなかったはずです．ともかくこのまま放置できません．

　血中のブドウ糖濃度を血糖といっています．ブドウ糖は脳の唯一のエネルギー源で，ブドウ糖は主食から摂ります．逆に脳の唯一のエネルギー源なので主食というのかもしれません．主食とは，ごはん，パン，麺類，いも類を指します．まず，主食の量を確認します．1日の食事摂取が1,400kcalの設定では，以下を目安にしてください．

1食：ごはん100～140g　または　食パン（6枚切）1～1.4枚

　インスリンが十分出ていれば血糖は上昇するはずはないので，インスリンが足りていないということになります．妊娠中や授乳中は外からインスリンを打って補充します．毎食前に，4時間ほど効果のある食事用のインスリンを打ちます．また，夜でも脳は動いていて，肝臓は1日中休まずにブドウ糖を作っています．これに対して，夕方に14時間作用のあるインスリンを打ちます．
　血糖測定：毎食前，食後（食べ始めて）2時間
　目標血糖：食前99mg/dL以下（朝は70～94mg/dL）
　　　　　　食後119mg/dL以下

ノボラピッド®の調節（4時間作用）
　食事用（食べない時は打たない）
　食前と食後の血糖をみて調節．±1～2単位．

レベミル®の調節（14時間作用）
　朝の食前血糖をみて調節．±1～2単位．

低血糖：手の震え，冷や汗，動悸，59mg/dL以下．
　　　　ブドウ糖10g服用．血糖が50mg/dL上昇．1時間は効果．

高血糖：水分をしっかり補給する．尿から糖が出る．その時点でインスリンを余分に打たない．

服薬をすべて中止しSMBGを1日6回開始．さらにインスリン強化

療法を開始した．ノボラピッド®(朝6―昼6―夕6)単位，レベミル®夕6単位から開始し自己調節をしてもらった．
SMBGの経過を以下に示す．

2015/8　グリコアルブミン：17.2%
ノボラピッド®(インスリンアスパルト)(朝6-昼6-夕6)単位
レベミル®(インスリンデテミル)(朝0―昼0―夕6)単位
　125-88　　　91-95　　　96-100
　101-121　　172-105　　81-199
　102-116　　83-285　　　110-137（昼打ち忘れ）
　165-182　　112-161　　109-120

2015/11　グリコアルブミン：11.9%
ノボラピッド®(朝25〜―昼25〜―夕25〜)単位
レベミル®(朝0―昼0―夕25〜)単位
　116-92　　　98-151　　　92-118
　81-96　　　102-111　　　72-108
　67-88　　　82-96　　　　126-161
　91-98　　　112-122　　　98-112

胎児の体重増加はなく，経腟分娩にて2016年1月29日に2,980gの子を出産した．出産後は一旦インスリンを中止しているが，血糖上昇は認められない．もともと診療していた内科医に紹介した．

[解説]
　若年発症の肥満を伴う糖尿病患者の妊娠である．血糖管理基準は妊娠糖尿病と同じとなる．服薬を中止しインスリンに切り替える．本来は妊娠する前からインスリンに切り替えておくのがよいのかもしれない．妊娠の週数よりも予定日を書いておく方が分かりやすいと感じる．
　出産後は，SU薬を用いていない場合であれば，インスリンは一旦中止にする．過去には，出産前に1日200単位ものインスリンを

用いていた妊婦が，出産後にはインスリンが必要なくなった症例も経験したことがある．

1 型糖尿病患者の妊娠

症例 27歳　女性　166 cm 64 kg　血圧：131/69 mmHg

　22歳の時にHbA1c：14.4％，血糖：800 mg/dLでインスリン治療を開始した．1型糖尿病と診断されている．HbA1cは6〜7％程度で推移していた．25歳で結婚．妊娠希望があり，当院不妊外来に紹介された．ノボラピッド®（朝5―昼5―夕3），レベミル®（朝0―昼0―夕7）単位を使用しHbA1cは6.9％であった．血中C-ペプチドは0.44 ng/mLと，若干分泌が見られている．TSHが5.37 μIU/mLと上昇していた．尿アルブミンは4.6 mg/gCrであった．

#1型糖尿病
　眼科：2012/12　異常なし
#甲状腺機能低下症
#妊娠希望
　＿＿＿在住
食事時刻：朝7時，昼15〜16時（土日は12〜13時），夕10〜19時
目標1日食事摂取カロリー：1,800 kcal
車運転する．低血糖は自覚可能．ブドウ糖で対処できる．

（説明）
1,800 kcalの場合：
1食：ごはん100〜180 g，パン（6枚切）1〜1.8枚

高血糖：水分をとればまずOK
低血糖：69 mg/dL以下．ブドウ糖10 g服用．50 mg/dL上昇．
食前でも低血糖時にはブドウ糖を使うようにする．
　使わないと　1）そのまま意識がなくなる
　　　　　　　2）放置するほど後で高血糖
　　　　　　　3）無自覚低血糖

インスリン：
　食事用：ノボラピッド® 4時間作用
　肝臓からのブドウ糖産生用：レベミル® 14時間作用
食事用インスリンの設定
　〜69mg/dL：ブドウ糖10g服用，普通にインスリンを打つ
　70〜100mg/dL：－1単位
　100〜200mg/dL：そのまま打つ
　200〜　補正：1単位追加について50mg/dL低下

食事とは別の時間に血糖で補正する際は，ノボラピッド®を打ってから4時間以上あける．

　レベミル® 朝夕同じ単位が原則．朝の食前血糖で3日に1度調節．
　ノボラピッド®（朝4―昼3―夕4）単位
　レベミル®（朝6―昼0―夕6）単位
　から開始し調節する．

運動する前はノボラピッド®を1単位減量

妊娠した場合の血糖目標
　毎食前：99mg/dL以下（1日6回測定）
　食後（食べ始めて）2時間：119mg/dL以下
　低血糖：59mg/dL以下

インスリンはレベミル®を朝と夕に打ち，チラーヂンS®（50μg）1錠1日1回を開始した．

経過は次の表のようになり無事経腟分娩で出産することができた．

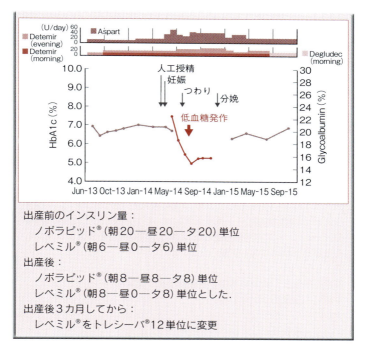

出産前のインスリン量:
　ノボラピッド®(朝20―昼20―夕20)単位
　レベミル®(朝6―昼0―夕6)単位
出産後:
　ノボラピッド®(朝8―昼8―夕8)単位
　レベミル®(朝8―昼0―夕8)単位とした.
出産後3カ月してから:
　レベミル®をトレシーバ®12単位に変更

[解説]

　若干内因性インスリンも存在するが,基本的に1型糖尿病であるため,基礎インスリンのレベミル®(インスリンデテミル)は朝と夕に用いた.レベミル®は,妊婦での安全性が確認されている持効型インスリンである.ただし作用時間が14時間しかないので,朝と夕に用いる.

　妊娠まではHbA1cをなるべく7%未満とすることを目標とした.妊娠後は血糖管理をさらに強化し,グリコアルブミンも14.8%未満に抑えることができていた.分娩後にレベミル®をトレシーバ®(インスリンデグルデク)に変更している.

▶▶▶ II 実践編　症例実践

14　認知症

高齢者の認知症

症例　99歳　女性　148cm　52.1kg　血圧：130/76mmHg

　82歳で2型糖尿病と診断され，混合型インスリン（ヒューマログ®ミックス25）1日2回朝，夕に使用し血糖管理をしていた（他院のため詳細不明）．HbA1cは7〜8％程度であったという．93歳頃から血糖が悪化し，当科に入院しヒューマログ®ミックス25（朝30―昼8―夕12）単位で退院した．半年後にまたFPG 400mg/dL，夕食後はHIと高血糖となり，再度入院した．ヒューマログ®に変更し（朝10―昼10―夕10）単位とし，レベミル®20単位を夕食前に使用したところ血糖は改善し退院した．

既往：高血圧，脂質異常症，慢性腎不全，便秘症
家族歴：糖尿病はいない
アルコール：飲まない
タバコ：吸わない

HbA1c：8.6％，eGFR：24mL/min/1.73m^2
尿：蛋白＋，糖3＋，ケトン体－

#糖尿病
　眼科：2014/9　PC後
#慢性腎不全　4期
#甲状腺腫
＿＿＿在住
目標1日食事摂取カロリー：1,200kcal
食事時刻：朝8時，昼12時，夕18時
ECG：2012/2　虚血所見なし

> HbA1cが8～10％程度となり，ヒューマログ®（朝35―昼35―夕35）単位，レベミル®24単位まで増量を指示した．その後，家族が，中身がそのまま残っているインスリンが大量にあることを発見して，報告してきた．
> この症例では，インスリンのダイヤルを0にして打っていたことが判明した．
>
> 処方：
> トラゼンタ®(5) 1錠　1日1回　朝食後
> ボグリボース(0.2) 1錠　1日3回　毎食直前
> オメプラゾール(10) 1錠　1日1回　朝食後
> アムロジピン(5) 1錠　1日1回　朝食後
> リピディル®(53.3) 1錠　1日1回　朝食後
> アローゼン®顆粒1g　1日1回　眠前
>
> この処方にてHbA1cは6.0～6.8％程度に改善した．

[解説]

　本人は確かに針をつけて打っていたのであるが，インスリンのダイヤルが0になっていることを，なかなか見抜けなかった．血糖上昇はインスリンを打っていないことで惹起されたことが判明し，服薬にて血糖管理が可能となった症例である．高血糖になると入院し，インスリン増量などでいったん血糖は低下するが，高齢者なので短期間の入院に留めたせいか，実情が見抜けなかったのかもしれない．外来には1人で受診するほどしっかりとしているが，服薬管理は家族にサポートしてもらうようにした．

認知症患者の地域ケア

症例 80歳　女性　151cm 66kg　血圧：131/71mmHg

　6年前に当地に引っ越してきており，それ以前は他の医療機関に通院していた．インスリン強化療法をしておりHbA1cは7％程度であった．3年前にHbA1cが10％を超えたため，入院してインスリンを調節した．退院時はノボラピッド®（朝6─昼6─夕6）単位，ランタス®10単位であった．その後ランタス®10単位からトレシーバ®16単位に変更となっている．

#糖尿病　2003年診断
　眼科：2013/5　A1/A1　白内障術後
目標1日食事摂取カロリー：1,200kcal
＿＿＿在住
弟夫婦と同居．あまり面倒をみてもらわないようにしてる．

既往：脳梗塞（2010年ころ脳CTで症状なし），高血圧，
　　　脂質異常症，骨折（2015/3　右橈骨遠位端骨折），
　　　皮膚びらん，右肩石灰沈着性腱膜炎，
　　　下肢静脈血栓症（2012/6）
家族歴：糖尿病なし

訪問看護師が週に数回訪ねている．数カ月前にインスリンをほとんど打っていないことが判明したため，トレシーバ®のみとした．しかしそれでもほとんど打っていないことが判明．以下の朝のみの服薬に変更した．

処方：
　トラゼンタ®（5）1錠　1日1回　朝食後
　グリメピリド（1）0.5錠　1日1回　朝食後
　ミカルディス®（40）1錠　1日1回　朝食後
　プラビックス®（75）1錠　1日1回　朝食後

> フロセミド(20)1錠　1日1回　朝食後
>
> HbA1cは6.5％程度となっている．実は服薬も週3回程度のようで，残薬を確認してもらい処方を追加している．

[解説]

　この症例も，もともとあまりインスリンを打っていなかったようである．幸い訪問看護師からの情報で状況を把握することができた．

　付記）ワクチン接種：インフルエンザ，肺炎球菌ワクチンの接種確認が大切である．接種予定日に発熱など問題がなければ実施する．

15 低血糖

ACTH単独欠損症

症例 68歳 女性 145m 33kg 血圧：134/88mmHg

意識障害で救急車で来院．来院時28mg/dLであった．50%ブドウ糖40mL（20g）を静脈注射後に意識は回復した．

もともと体重は43kgくらいであったが，2年前に10kg体重が減少した．胃カメラ，大腸検査をしたが異常なかった．食事は普通に食べている．家では血圧は100/60mmHgくらいであるという．

既往：とくになし
家族歴：糖尿病なし
服薬：なし
タバコ：吸わない
アルコール：飲まない

HbA1c：5.0%，血糖：61mg/dL，Cr：0.34mg/dL，
Na：128mEq/L，K：4.0mEq/L
尿：蛋白−，糖−，ケトン±

内分泌ホルモン基礎値（朝食前）
GH：3.09ng/mL，PRL：42.0ng/mL，ACTH：2.0pg/mL，
FT3：3.20pg/mL，FT4：1.54ng/mL，TSH：3.92μU/mL，コルチゾール：1.3μg/mL，インスリン：1μU/mL

[解説]

低血糖，低Naが目をひく．精査した結果，ACTH単独欠損症であった．内分泌ホルモン基礎値を見た時点で，コートリル®（10）1錠朝1回から開始した．入院精査で退院した後は，外来にてコート

リル®（10）1錠朝／昼1回を3カ月に1度処方している．その際に難病管理料を算定している．

　本書では，SU薬やインスリンの副作用による低血糖以外の原因について詳細な説明はしないが，血糖を上昇させるシステムとして，ACTHと副腎皮質ホルモン（コルチゾール）や交感神経系，グルカゴン（肝臓への作用のみ），成長ホルモンの役割は重要である．悪性腫瘍では，食欲不振からの肝グリコーゲンの枯渇により，血糖が上昇しにくいことはよくある．また，インスリノーマやIGF-1/IGF-2の上昇をきたす腫瘍もある．また，白血病では採血から測定までの間に試験管内でブドウ糖が消費され，特に血清糖の場合に極端な血糖値（1桁台）を呈することも経験する．

　ステロイド製剤は，作用している間は血糖を上昇させるが，作用が切れると内因性の副腎皮質ホルモン作用が十分でないため，低血糖を起こしやすい．もともと，ACTH欠乏のある本症例のようなケースにも遭遇することもある．

低血糖への対応
- 原因を調べる（薬物副作用，悪性疾患の関与，内分泌的異常など）
- 原因排除と原因に対する治療（原因により対応）
- 対症的治療

1) 症状の理解を得る（血糖上昇反応で手の震え，冷汗，動悸といった交感神経亢進症状が出現．ただし，低血圧でも反応的に同様の症状もある．放置すると脳が動かなくなり意識がなくなり事故につながる）
2) ブドウ糖の準備（10gで用意．約50mg/dL血糖が上昇し約1時間は効果あり）
3) グルカゴン注射の処方（家族に説明が必要．グルカゴン製剤は

1本1mgあるいは1単位で用意され，1mL生食溶解液がついている．1〜2.5mLの針のついたシリンジを溶解と注射に用いるように処方)
4) ジアゾキシド(「Ⅲ資料編12」p.167参照)，ソマトスタチン，ステロイドなどを使用する場合もある．

練習問題

(解答は p.168 から)

問1 資格としての「栄養士」と「管理栄養士」の違いを説明せよ.

問2 CDE® は米国では糖尿病療養指導士の登録商標である. 日本でも同様の制度があるが, 医師はこの資格を取ることができるか.

問3 インスリンを使用している患者が SMBG を行っている. ある日以下のように電話で問い合わせがあったが, どのように返事をすればよいか.
「朝の血糖は 65 mg/dL. 食事をするので, とりあえずいつものようにインスリングラルギン BS を 12 単位, ノボラピッド® を 4 単位打った. たまたま食後血糖を測定したら, 350 mg/dL もあった」

問4 インスリンを使用している患者が SMBG を行っている.「朝の血糖は 65 mg/dL だった. 食事をするので, ブドウ糖を使わずにいて, 特に低血糖の症状もなかった」という報告を受けた. どのように指導すればよいか.

問5 OGTT で耐糖能異常が確認されたが, 糖尿病ではない患者がいる. この患者にボグリボース OD 錠 0.2 mg 1 錠・毎食前と処方した. 薬剤師から糖尿病でもない患者に経口薬を処方したということで文句をいわれた. どう返事をすればよいか.

問 6 これまで糖尿病といわれたことのない 24 歳の女性が，妊娠糖尿病と診断されたため，産婦人科から糖尿病科に紹介された．HbA1c は 5.8% で随時血糖は 132 mg/dL であった．栄養指導を予約し，1 日 6 回毎食前後の SMBG をまず行うように指導をした．正しいのはどれか．

a) 糖尿病ではないので SMBG 機器やセンサーなどは自己購入していただく．
b) インスリン注射を処方しないので，SMBG 機器やセンサーなどは自己購入していただく．
c) インスリン注射を処方して SMBG 機器を貸与し，センサーを処方した．
d) SMBG 機器を貸与し，センサーを処方して管理料を算定しなかった．
e) SMBG 機器を貸与し，センサーを処方して管理料を算定した．

問 7 インスリングラルギンを朝 12 単位使用していた患者がいる．インスリンデグルデクに変更する場合に，どのような注意が必要か？

問 8 インスリンデグルデクを朝 12 単位使用していた患者がいる．インスリングラルギンに変更する場合に，どのような注意が必要か？

問 9 次の薬物のうち，腎機能が低下している患者に比較的安全に使用できるものはどれか？ 全て選べ．
  a) リラグルチド
  b) グリベンクラミド
  c) レパグリニド
  d) メトホルミン
  e) リナグリプチン

問 10 血糖管理が困難な症例が紹介された．処方は以下の通りであった．適切でない処方内容はどれか？ 指摘せよ．
  a) オイグルコン® (2.5) 2錠　1日3回食後
  b) グリベス®配合錠　1錠　1日3回食前
  c) ルセフィ®1錠　1日1回朝食後

問 11 48歳の男性．3年前から2型糖尿病と診断され治療を受けている．既往はとくにない．
身長：162 cm，体重：82 kg，血圧：132/83 mmHg．HbA1c：7.9％，eGFR：65 mL/min/1.73 m^2，尿アルブミン／クレアチニン比：34 mg/g Cr．
服薬：メトホルミン (500) 2錠　1日2回，グリメピリド (1) 1錠，アトルバスタチン (10) 1錠，オルメサルタン (20) 1錠

①この患者の腎症のリスクとはいえないのは以下のうちどれか．
 a）血糖管理不良
 b）高血圧
 c）性別（男）
 d）年齢
 e）肥満

②この患者の腎症の評価について正しいのはどれか
 a）腎症はなく2年後に再評価するのでよい．
 b）糖尿病性腎症を発症している．
 c）腎症の評価は不明で，血中クレアチニンを再検する．
 d）腎症の評価は不明で，尿アルブミンを再検する．
 e）今回もし尿アルブミン/クレアチニン比が 300 mg/g Cr を超えていたら CKD（慢性腎臓病）といえる．

③次回の受診で体重：81 kg，血圧：138/86 mmHg．HbA1c：7.8％，eGFR：48 mL/min/1.73 m^2，尿アルブミン/クレアチニン比：54 mg/g Cr であった．以下の選択で妥当といえないのはどれか．
 a）メトホルミンの減量か中止
 b）グリメピリドの減量か中止
 c）オルメサルタンの増量
 d）アスピリンの開始

④以下のうち妥当といえないのはどれか．
  a) シックデイの対応について指導する．
  b) 看護師による在宅指導を予約する．
  c) 腎臓保護のため低塩食，低カリウム食，低たんぱく食，水分制限を開始するようにする．
  d) 栄養指導を予約する．

問12 52歳の男性．身長：167 cm，体重：84 kg．6年前に2型糖尿病と診断された．3年前からメトホルミン（500）2錠を1日2回服用している．既往はとくにない．前回受診までは HbA1c が 7.0% 未満であったが，今回 HbA1c が 7.4% であった．患者は生活は特に変化していないし，食事もこれ以上改善する余地がないと考えている．そこで，服薬の追加を相談することとなった．

①以下のうち薬剤選択において重要でない点はどれか．
  a) 年齢
  b) 薬剤の価格
  c) 低血糖のリスク
  d) 体重への効果
  e) HbA1c の低下効果

②以下のうち最適と思われる選択肢はどれか.
  a) インスリン
  b) GLP-1受容体作動薬
  c) グリベンクラミド
  d) ピオグリタゾン
  e) シタグリプチン

③この患者は肥満があり,心筋梗塞や脳梗塞の発症を心配している.次の薬物のうち,長期に心血管障害を悪化させないことが確認されているものはどれか.
  a) インスリン
  b) SU薬
  c) チアゾリジン薬
  d) DPP-4阻害薬

④この患者の次回のHbA1c検査はどのくらい先に行うべきか.
  a) 1カ月
  b) 3カ月
  c) 6カ月
  d) 1年

問13 48歳の女性．24歳のときに1型糖尿病を発症し，インスリン治療を続けている．HbA1cは5.8%．現在はヒューマログ®（朝6－昼6－夕6単位），レベミル®（朝6－夕6単位）を使っている．低血糖が週に3回程度起こり，実際に測定すると40～50 mg/dL台ということもよくあるという．低血糖は自覚できるものの，冷や汗や手の震えなどはあまり起こらなくなっているという．

①次のうち低血糖のリスクとは考えられないのはどれか
  a) HbA1c：5.8%
  b) 無自覚低血糖
  c) 年齢（48歳）
  d) 罹病期間
  e) 自律神経障害

②次の指導で妥当でないものはどれか．
  a) 食事の間に低血糖予防の補食をする．
  b) レベミル®をトレシーバ®に変更する．
  c) 低血糖に対応できるよう，心理的な訓練を臨床心理士に依頼する．
  d) 次回のHbA1cの目標を，7.5～8.0%にする．

III
資料編

外来診療において

実務上有用な情報を

資料として追加します．

▶▶▶ Ⅲ 資料編

1 外来の診療ツール

機器

糖尿病の専門外来では高額な機器は必要ない．ただし，一般内科医としていくつか揃えたい機器もあるだろう．例えば，患者の呼び出しシステムはあったほうがよいと思われる．

- 血圧計，体重計
  (150 kgくらいまで測定可能で，身長も測定できるとよい)
  → 血圧と体重は自分で測定してきてもらってもよいであろう．外来でわざわざ医師が測定することはよくない．自己管理が重要な疾患であるので，外来の待合にでも血圧計や体重計を設置して「自分で」測定してもらうべきである．脈は不整脈の有無を確認するために触れるとよい．
- 巻尺（腹囲測定）
  1) 測定はへその高さで水平に
     （肋骨下縁と前上腸骨棘の中点の高さ）
  2) 吸気時でなく呼気時に計測する
  3) 飲食直後でないこと
- 打腱器（先が丸くなっているもの），音叉（整形外科の医師が使うタイプで，神経内科の医師が使うものより大きなもの）
  → 打腱器と音叉は，糖尿病で使う場合には図Ⅲ-1のような形状のものがよい．その他，神経障害の評価用にモノフィラメントも用意する．
- 糖尿病連携手帳，糖尿病眼手帳，自己管理ノート，血圧手帳

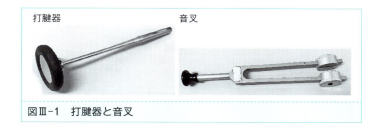
図Ⅲ-1　打腱器と音叉

糖尿病連携手帳の内容

『糖尿病連携手帳』は日本糖尿病協会が作成し,賛同する製薬会社が直接無料で配布しているので,入手にはそのような製薬会社を探し連絡をする.2016年2月より第3版となっており,実際の書式はインターネットで確認できる[39].下線部分は毎回医師が記入してゆくとよい.最大の問題は,保険診療で算定されるものではない点であり,一般の医師が使用することはまずない.

【糖尿病連携の説明／概要】
　かかりつけ医と専門医,歯科医師,眼科医,ケアマネジャーが役割分担をして,患者さんの診療を行うことを説明
【基本情報】
　患者さんの氏名や住所,身体情報,生活習慣,病態,かかりつけ医等を記入
【検査結果】
　毎月の検査結果を記入
【歯科・眼科】
　年に4回の歯科・眼科の検査結果を記入
【合併症関連検査】
　年に2回の合併症検査の結果を記入

【療養指導の記録】
　患者さんやコメディカルスタッフが，目標や実施した療養指導について記入
【糖尿病の診断基準】
　日本糖尿病学会が提唱する糖尿病診断基準を記載
【血糖コントロールの目標】
　日本糖尿病学会が推奨する血糖コントロールの指標を記載
【糖尿病とその合併症】
　糖尿病の代表的な合併症である「網膜症」「神経障害」「腎症」「動脈硬化」「歯周病」の概要と予防のポイントを記載

問診票

　初診時の糖尿病患者に対する問診票を提示する(図Ⅲ-2)．ADA/EASDの2016年のガイドラインからは，初診時に心理的な評価もするようになっている．しかし，depressionとdistressが別の項目となっており，そこまで評価が必要かという感想である．インスリン導入する患者の認知症の程度を長谷川式やCDT(後述)で評価する施設もある．

PAID (problem area in distress)

　PAID(distressの評価ツール)を表Ⅲ-1に示す．全20項目で，1～5の数値で答えてもらう．1が問題ない状態で，5が非常に悩んでいる状態である．スコア化する際に合計点を0～100点にするには，そのまま合計にせず，合計点から20を引いて1.25倍する．

CDT

　認知症などでインスリン導入が可能かどうかの検査では，CDT(clock drawing test)が有用とされる．患者に丸い時計を描いても

```
┌─────────────────┬──────────────────────────────────────────────────┐
│                 │  第一内科 糖尿病外来・入院予診調査表              │
│                 │    身長_____cm      体重_____kg                │
│                 │    腹囲_____cm      血圧_____/_____mmHg       │
│                 │                      体温_____℃                │
├──────┬──────────┴────────────────────────┬──────┬──────┬──────────┤
│お名前│                                    │男・女│年齢  │    歳    │
├──────┼────────────────────────────────────┴──────┴──────┴──────────┤
│ご職業│                                                              │
└──────┴──────────────────────────────────────────────────────────────┘
```

★以下の質問に記入または○をつけて下さい。

[1] 本日当院に来院された主な<u>理由</u>はなんですか。
　①糖尿病（疑い）を指摘されて（健診で／他院で／当院の他科で／その他：　　　　　）
　②自覚症状などで糖尿病を疑って　　③糖尿病治療を再開するために
　④その他 [　　　　　　　　　　　　　　　　　　　　　　　　　　　　　　　]

[2] はじめて<u>糖尿病</u>、または疑わしいと言われたのは いつですか（　　年前、　　　歳）

[3] それはどのような時ですか。　①勤務先の健診で　　②市町村の健診で
　③健康保険に加入した時　④他の病気で医療機関を受診したとき　　⑤妊娠中に
　⑥その他 [　　　　　　　　　　　　　　　　　　　　　　　　　　　　　　　]

[4] <u>健康診断</u>は定期的に受けていましたか （ はい ・ いいえ ）

[5] 若い頃（２０歳頃）の体重は何キロくらいでしたか （　　　　　　　ｋｇ）

[6] もっとも太ったのはいつ頃、何キロくらいでしたか （　　歳頃　　　　ｋｇ）
　　その後体重はどのように変化しましたか （ 増えたまま ・ ゆっくりやせた ・ 急にやせた ）

[7] 以下の<u>症状</u>があれば ○ をつけてください（複数回答可）。
　①のどが渇く　②水をたくさん飲む　③尿がたくさん出る　④疲れやすい　⑤体重が減った
　⑥目が見えにくい　⑦足がむくむ　⑧足がしびれる　⑨歩くと痛い　⑩胃が重い
　⑪便秘/下痢　⑫（男性のみ）インポテンツと思う　⑬その他 [　　　　　　　　　　　　]

[8] これまで糖尿病で<u>通院</u>していたことがありますか （ ある ・ ない ） 時期 [　　年前から]
　通院していた医療機関名　[当院：　　　　　　　　科／他院：　　　　　　　　　　]
　<u>糖尿病手帳</u>をお持ちですか （ はい ・ いいえ ）
　○<u>食事指導</u>は受けましたか （ はい：　　　kcal ・ いいえ ）
　○<u>運動の指導</u>は受けましたか （ はい：　　　　　　・ いいえ ）
　○<u>糖尿病の薬</u>を使っていますか （ 内服 ・ インスリン注射 ・ インクレチン注射 ・ いいえ ）
　○ご自分で<u>血糖測定</u>をしていますか （ はい ・ いいえ ）
　○定期的に<u>眼底検査</u>を受けていますか （ はい ・ いいえ ） 最終検査：　年　　月頃
　○<u>低血糖</u>の経験はありますか （ はい ・ いいえ ）。どのような症状ですか [冷汗 ・ 手のふるえ ・
　　ふらつき ・ 気分不快 ・ 意識消失 ・ その他：　　　　　　　　　　　　　　　　]
　★通院を中断したことのある方のみ：理由を下記からお選びください。
　①転勤／転居で通院できなくなった　　②仕事の関係で休みがとれなくなったため
　③担当医と折り合いが悪くなって　④経済的理由で　⑤血糖値がよいので治ったと思った
　⑥交通の便が悪いため　⑦一度都合で休んだら行きづらくなって　⑧その他 [　　　　　]

　　　　　　　　　★★★★ 裏面にもあります！ ★★★★

図Ⅲ-2　問診票の例（表）

[9] 以前にかかった病気や、手術がありますか （ はい ・ いいえ ）
　　[病名：　　　　　　　　　　　　　　　　　　　　　　　　　　　　　　　　]
[10] 現在、糖尿病以外の病気がありますか （ はい ・ いいえ ）
　　[病名：　　　　　　　　　　　　　　　　　　　　　　　　　　　　　　　　]
[11] かかりつけ医はいますか （ はい ・ いいえ ）[病院・医師名：　　　　　　　　]
[12] アルコールは飲みますか [飲まない ・ 昔飲んだ ・ 飲む]
　　　[週　　回　　種類：　　　　　　　　　量：　　　　　　　　　　　　　　]
[13] タバコを吸いますか （はい・いいえ・やめた）：[1日　　本／　　歳 ～ 　　歳]
[14] アレルギーはありますか　（ はい ・ いいえ ）
　　　　　アルコール・ヨード・その他薬剤 [　　　　　　　　　　　　　　　　]
　　　　　キウイフルーツ・パパイヤ・マンゴー・栗・その他の食品 [　　　　　　]
　　　　　ゴム製品・金属・花粉症・その他 [　　　　　　　　　　　　　　　　　]
[15] 薬で副作用が出たことがありますか　（ いいえ ・ はい：　　　　　　　　　）

[16] 血縁者に糖尿病の方はいますか　（ はい ・ いいえ ）
　　　　　父 ・ 母 ・ 兄弟 ・ 姉妹 ・ 子供 ・ その他（　　　　　　　　　　　）
　　　　　父方の（ 祖父 ・ 祖母 ・ おじ ・ おば ）、母方の（ 祖父 ・ 祖母 ・ おじ ・ おば ）
　　　血縁者に　高血圧症の方はいますか。　　　（ はい ・ いいえ ）
　　　　　　　　心筋梗塞・狭心症の方はいますか。（ はい ・ いいえ ）
　　　　　　　　脳梗塞・脳卒中の方はいますか。　（ はい ・ いいえ ）
　　　　　　　　がんの方はいますか。　　　　　　（ はい ・ いいえ ）
[17] お仕事（パートを含めて）はしていますか　（ はい ・ いいえ ）
　　　「はい」の方へ。仕事の作業量は（ 軽作業・中等度・重労働 ）
　　　　　　　　食事が不規則になる仕事ですか　（ はい ・ いいえ ）
[18] 運動をする習慣はありますか。（ いいえ ・ はい：(内容)　　　　　　　　　）
[19] 現在、ご家族と一緒に暮らしていますか　（ ひとり暮らし ・ 家族と同居 ）
[20] 食事はどなたが用意しますか （ 自分 ・ 妻／夫 ・ 嫁 ・ その他：　　　　　）
　　　食事は（ 自炊が多い ・ 外食が多い ・ 惣菜や弁当を買うことが多い ・ 宅配食が多い ）
　　　朝食は食べますか （ はい ・ いいえ ）
　　　間食／夜食は食べますか （ いいえ ・ はい：(内容)　　　　　　　　　　　）
[21] よく眠れますか （ はい ・ いいえ ）
[22] 便通はいかがですか （ ふつう ・ 便秘気味 ・ 下痢気味 ）
[23] 自動車やバイクの運転をしますか　（ はい ・ いいえ ）
～～～～～～～～～～ 以下 女性の方のみ ～～～～～～～～～～～～～～
[24] 妊娠・出産の経験はありますか （ はい ・ いいえ ）　　以下「はい」の方のみ
　　　○妊娠時に尿に糖が出たり、"妊娠糖尿病"といわれたことはありますか （ はい ・ いいえ ）
　　　○お子さまの出生体重 [第一子　　　g、第二子　　　g、第三子　　　g]
[25] 現在生理は順調ですか　（ はい ・ いいえ ・ 閉経（　　）歳 ）

★ 長い時間お疲れさまでした。書いていただいたことは、とても診療に役立ちます。ありがとうございました。
　これまでの検査記録をもちでしたら、次回 是非 お持ち下さい。

図Ⅲ-2　問診票の例（裏）

表Ⅲ-1 PAID

1. 自分の糖尿病療養に明確で具体的な目標がない．
2. 糖尿病治療計画は自分には耐えられないほどだと感じている．
3. 糖尿病を持ったまま人生を過ごすことは恐ろしいと感じる．
4. 自分の糖尿病療養に関した社会的状態がうとましい（他人から何を食べるべきと言われるなど）．
5. 食べ物や食事が自分の自由にできないと感じている．
6. 糖尿病を持ったまま人生を過ごすと思うと気分が落ち込む．
7. 糖尿病で自分の気分や感情の起伏が影響されてきているかと疑う．
8. 自分が糖尿病であることにうちひしがれている．
9. 低血糖が心配である．
10. 糖尿病を持ったまま人生を過ごすと思うと怒りがこみあげる．
11. 食べ物や食べることにいつも気にしていなければならない．
12. 自分の将来や合併症の悪化の可能性について心配している．
13. 自分の糖尿病管理がうまくゆかないのは自分のせいだと気にしている．
14. 自分が糖尿病であると心情的に「受け入れられない」．
15. 自分の受け持ちの医師に満足できない．
16. 毎日，精神的かつ身体的なエネルギーの大半が糖尿病のせいで奪われる．
17. 糖尿病とは自分ひとりで戦っている．
18. 友達や家族は自分の糖尿病管理への努力を助けてくれない．
19. 糖尿病の合併症をかかえたままやってゆかねばならない．
20. 糖尿病管理に必要な努力をずっとしてきて「燃え尽きている」と感じる．

(Polonsky WH, et al. Diabetes Care. 1995 Jun；18(6)：754-60.[40] より，筆者訳出の上引用)

らい，1〜12時を描き入れてもらう．さらに，10時10分の時刻に長針と短針を描き加えてもらう（図Ⅲ-3）．高齢者であっても認知に問題のない場合には，これらの動作がすべて可能であるはずである．どこかに問題がある場合には，インスリン導入に注意が必要であり，場合によっては同居の家族の助けを得るようにする．

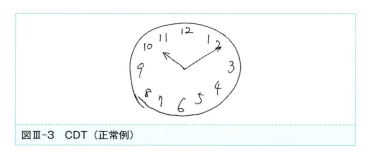

図Ⅲ-3　CDT（正常例）

▶▶▶ III 資料編

2　電子カルテの書き方と統一化

情報収集と記録

　電子カルテは汎用システムであるが，本来は糖尿病に特化したシステムがあれば効率は上がるはずである．そうなっていない場合には，広大な電子カルテシステムから糖尿病患者診療に必要な情報を集めて記載することが，外来での患者診療において必要である．一般的な電子カルテであれば，最小限下のような記述となる．

症例

#糖尿病
　　眼科：2015/12/20　眼底異常なし
#高血圧
○○市在住
1,600 kcal
朝食6時，昼食12時，夕食18時
車運転する．低血糖は症状は自覚可能．ブドウ糖で対処できる．
S：[現在の治療内容や症状]
O：[神経所見]
日付：身長　日付：体重　体重（当日）　収縮期／拡張期血圧（当日）
日付：腹囲　糖尿病診断時点
血液データ：HbA1c，グリコアルブミン，血糖（食後食べ始めてからの時間），eGFR
尿データ：尿蛋白，尿糖，尿ケトン，[微量]アルブミン
A：
P：[指示する治療内容]
次回予約
次回検査

```
処方
管理料算定
```

　また，電子カルテとは別に，ネットに繋がったパソコンとカラープリンターを別のシステムとして用意する．紹介先のリストなどの印刷や，患者への説明文書を打ち出すとよいであろう．WEBサイトの情報なども簡単に印刷して患者に提示できる．

収集情報の増大と統一の試み

　個人の診療情報は広範で数多くある．例えば，iPhoneなどでは運動量や歩数も刻々と蓄積できる．保険診療データも，センターにどんどん送られる．既にマネーの世界では，自分で設定すれば，多くの銀行口座やクレジットカードやポイントシステムを統合して表示してくれるWEBサービスがある．マイナンバー制度の医療版の番号も用意される予定であり，このようなデータ統合が非常に容易になる可能性がある．一方で，個人情報保護法の強化により，医療情報の利用に関しては本人の同意が必須となっている点には注意が必要である．

　診療データには体重や合併症の程度など，なかなかサーバーに取り込みにくいものもある．これらは，あらかじめ電子カルテに項目を設定するしかない．このような取り組みは以前より色々なされてきた．例えばNew England Journal of Medicine誌にも，2011年に論文が掲載されている[41]．日本での現在の取り組みで有名なものはJ-DREAMS：診療録直結型全国糖尿病データベース事業「電子カルテ情報活用型多施設症例データベースを利用した糖尿病に関する臨床情報収集に関する研究」(代表：梶尾裕)である．身長，体重，血圧，腹囲，糖尿病の病型，糖尿病診断時期，糖尿病合併症(網膜症，腎症，神経障害，低血糖など)，併発症(高血圧，脂質異常症など)，イベント(冠動脈疾患，脳卒中，悪性腫瘍など)，処方，

検査所見(血液,尿,生理検査,画像検査,内視鏡,眼底所見など),喫煙,飲酒,体重歴,歯科受診といった項目を収集してゆくことになっている.

「かかりつけ医の臨床データ構築」についても,日本医師会総合政策研究機構(日医総研)を中心に,パイロット研究「J-DOME:日本医師会 診療所糖尿病データベース研究事業」が開始される.

糖尿病診療特化型ソフト

電子カルテシステムからデータを抽出し,糖尿病診療に特化した形で表示できるソフトウェアも開発されている.電子カルテと組み合わせることもできるようである.1例を挙げれば,図Ⅲ-4のような画面となる.これで患者の状況が一目瞭然となり,外来サマリーの更新を行う際にも利用できる.

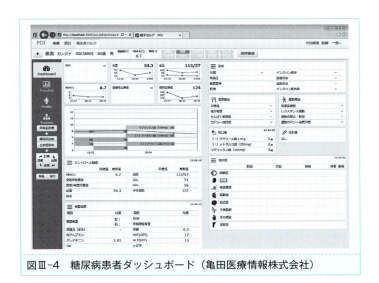

図Ⅲ-4 糖尿病患者ダッシュボード(亀田医療情報株式会社)

▶▶▶ III 資料編

3 インスリン自己注射の説明

導入時の説明

　看護師か薬剤師が実施することが多い．医師も自己注射を導入する際にチェックリスト（p.144：図Ⅲ-6）を用いて確認する．説明書を印刷して，患者からは説明を受けた旨を確認のうえサインしてもらい，スキャンして電子カルテに保存する．これにより初期導入加算が算定できる．

　基本的に腹部に注射してもらうが，インスリンデテミルやインスリンデグルデクは注射部位が大腿部などでも問題ない．皮下に結節をつくらないように，場所のローテートについても確認する．

　針を挿入する時に反対側の手で軽くつまむが，針が挿入されたら手を離してもらう．これをしないと，針を抜いた際に液漏れの原因となる．針を抜く時には，大きな外側のキャップをつけて回して抜く．内側のキャップをつけようとすると，針刺しの原因となるので注意する．

　針を捨てる場合には，蓋のついたしっかりとした容器に針を入れて持ってきてもらう．一方でシリンジは，空になっていれば一般のごみと同様に捨ててもよいことを説明する．

◇ 一般的な初回外来で

＿＿＿ ＿＿＿さま　インスリン自己注射について　201X-XX-XX

ノボラピッド®（朝6―昼6―夕6―眠前0）単位
トレシーバ®　（朝12）単位

インスリンの調節:
　「医師の指示に従い,決められた範囲内で患者さん自らがインスリン注射量を調節しながら,可能な限り良好な血糖コントロールをめざす.」ことになっています.

〈ノボラピッド® の調節〉
　インスリンの注射量は,食事量や運動量に応じて調節します.例外で補正もします.
　A) 基本的にインスリンは食事に必ず必要ですので,毎食直前に決まった量を打ちますが,食事量が少なかったり,その後に相当の運動をしたりする場合は減量(1〜2単位)します.食事が多い場合は増量(1〜2単位)してみます.食べられる量が分からない場合は食直後でもよいです.半分しか食べられなかったら,インスリンも半分にするような要領です.
　B) 補正:朝や夕食前に補正をします.血糖を 150 mg/dL 程度にしたい場合,ノボラピッド® を1単位増やすと 50 mg/dL 低下するので,(測定血糖値 − 150) ÷ 50 [小数点以下は切捨] ほど追加します.
　A) と B) の合計を打ちます.
　夜食や間食が多い場合(ラーメンを夜食で食べるなど)は,別に 2〜4単位のノボラピッド® を打ちます.しかし,食事はなるべく決まった時間にしましょう.

〈トレシーバ® の調節〉
　基本的に同じ量を打ちます.食事とは関係なく打つことができます.しかし,朝の血糖値は前日のトレシーバ® のインスリン量で決まりますので,朝の血糖値が 120 mg/dL を超えるなら,3日に1度トレシーバ® を1単位増やします.逆に,朝の低血糖が続けてある場合は,トレシーバ® を1単位ずつ減量します.

記録:インスリンの量を変化させた場合は必ず記録しておいてください.記録は次回受診時に持ってきてください.

低血糖時:症状(手の震え,動悸,冷汗)があれば,10 g ブドウ糖

を服用します．血糖値を測定して，69mg/dL 未満であれば低血糖です．30 分後にもう 1 度血糖を測定し，80mg/dL 以上を確認してください（すぐに食事をする場合は必ずしも確認は必要ありません）．1 時間は効果がありますので，ブドウ糖はいくつか携帯してください．低血糖で意識がない場合は，救急外来に搬送が必要な場合もあります．また，このような状況が続く場合はグルカゴンを処方しますので，相談してください．

車を運転する場合：水がなくても服用できるブドウ糖が市販されているので，用意しておくとよいでしょう．
- 大塚製薬「グルコースサプライ」5.4g × 4 個 113 円（税込）
  5.4g 中ブドウ糖 5g 含有（タブレット状：ラムネ味）
- アークレイ「グルコレスキュー」25g × 5 袋 360 円（税込）
  25g 中ブドウ糖 10g 含有（ゼリー状：ヨーグルト味）
- 静脈内使用の 50％ブドウ糖液 20mL＊
  ブドウ糖 10g 含有（プラスチックアンプル入り）
  ＊一般の販売はなく医療施設により手渡しで対応

高血糖時：血糖が 500mg/dL 以上や，SMBG 器で測定できない高値の場合は，まず水分摂取をしてください．ブドウ糖は尿から出るようにできていますので，あまり心配しないようにします．また，インスリンがある程度打ってあれば，まず問題を起こすことはありません．

◇ 妊婦さん

食事：1,600kcal/ 日
　ごはん 1 食 160g　または　食パン 6 枚切　1.6 枚

血糖目標：
　毎食前　99mg/dL 以下　（朝は可能なら 94mg/dL 以下）
　食後（食べ始めて）2 時間　119mg/dL 以下

インスリンの調節：
　毎日，毎食前後に血糖を測定しインスリンを調節します．

〈レベミル®〉
・夕食時 20 単位から調節
・朝の血糖が　70〜94 mg/dL となるように自己調節します．

〈ノボラピッド®〉
・朝 8 単位，昼 8 単位，夕 8 単位から調節
・糖質量に注意し食後の血糖をみながら自己調節します．

配付資料

説明と同じタイミングで，下図のような紙にインスリン量を記載して渡すのもよいであろう（図Ⅲ-5）．

初期導入時に関しては，次の説明書（図Ⅲ-6）を参考とした書式

氏名　　　　　様			年　月　日
①			
朝	昼	夕	寝る前
②			
朝	昼	夕	寝る前

図Ⅲ-5　使用インスリン量早見表

などを利用して患者に説明し，サインを得る．患者のサイン入りの説明書は，スキャンして電子カルテに保存する．

在宅自己注射に関する説明書

ID ＿＿＿＿＿＿＿＿　　お名前＿＿＿＿＿＿＿＿

薬品名		投与量・方法	
薬品名		投与量・方法	

患者さん及びご家族への自己注射についての説明

□自己注射の目的及び意義について

≪薬剤について≫

1）□薬剤の作用と注射のタイミング
□薬剤の保管と使用期限

≪注射方法について≫

2）□手指の清潔と注射部位の消毒の方法
□注入器の特徴と仕組み
□注射器の操作方法
□針の取り付け方
□空打ちの必要性
□注射量の設定方法
□注射部位の選択と部位を変更する必要性
□注射方法
□一定時間待ってから抜針することの意味
□注射器・針の廃棄方法

□薬剤の混和の方法
□薬剤の溶解方法

≪注射方法のトレーニング≫

3）□デモンストレーション用の注射器を使用し練習する

≪その他の対処方法等について≫

4）□注射を忘れた時の対処方法
□体調不良時の対処方法
□合併症について

5）日常生活についての注意事項

＊パンフレットにて詳細説明
・在宅自己注射について困ったことがありましたらご相談下さい。
・注射部位の異常がありましたらお知らせ下さい。
・症状に異常がありましたらご相談下さい。

患者・家族氏名＿＿＿＿＿＿＿＿（続柄　　　）　担当医＿＿＿＿＿＿＿＿

埼玉医科大学総合医療センター

図Ⅲ-6　インスリン初期導入時の説明書

▶▶▶ Ⅲ 資料編

4 インスリンの剤型について

　カートリッジ製剤には以下の問題がある．当院でも，カートリッジを入れ間違えたため重症低血糖で入院となった症例もあり，トラブルが過去にいくつも起きている．

　処方には注意をお願いし，なるべくキット製剤への切り替えをお願いする．

カートリッジ製剤の問題点とキット製剤との比較

1) 3年ごとにシリンジの切り替えをしなかった場合の「責任の所在」が不明確です．現実問題としてなかなか対応できていません．交換しないと違反となります．
2) カートリッジ製剤は，シリンジを落とすなどして壊れたり，精度が狂ったりした場合のバックアップがありません．狂ったままの使用では血糖管理がうまくゆきません．
3) 「病診連携」の点から，大学病院などではキット製剤しか用いないのが普通です．カートリッジ製剤希望であれば，なるべく「処方だけでも近くの医師からお願いしてもらって」いただくのを原則としています．自己管理が主体の1型糖尿病などでも，どうしても当科受診希望の場合であっても，なるべく近くの医師にカートリッジ製剤で処方していただき，3～6カ月に1度当院という方法もあります．しかし，再診料が高いので経済的にはかえって不利になる可能性はあります．
4) 災害時の対応もカートリッジ製剤は難しいことが確認されています（2011年の東日本大震災でも問題となりました）．
5) 職場と家など，複数の場所でインスリンを保持するには，キット製剤が有効です．カートリッジ製剤では対応が困難です．

6) 病院内の医療安全上でも 処方ミスを減らすことと，なるべくキット製剤に統一することが，特に「病棟での対応」も考えると妥当とされています．病棟では，非専門医療従者によるカートリッジ製剤への対応は，ほぼ不可能です．
7) カートリッジ製剤を複数用いた場合には，取り違えて重症低血糖で医療事故となった症例があります．当院でも経験しています．（カートリッジ製剤を2種類用いるのは非常に危険です．また，ランタス®と互換性のあるアピドラ®のカートリッジ製剤は，当院ではそもそも採用していません．）
8) 大量のインスリンを用いる場合は，コストからいうとCSIIが安くなるでしょう．1型糖尿病などで，大量かつ長期にインスリンが必要な場合などは，CSIIが製剤的にはずっと経済的です．CSIIを勧めます（2カ月に1度通院が必要です）．

ただし，一般診療所や糖尿病専門外来を行うクリニックにおいては，以上の問題を理解していただいた上でカートリッジ製剤を選択することは，患者にとって経済的にはメリットとなる．

▶▶▶ Ⅲ 資料編

5 血糖管理アルゴリズムの解説

ここではADA/EASD（図Ⅲ-7）およびAACE/ACE（図Ⅲ-8）のアルゴリズムについて解説する．

ADA/EASDのアルゴリズム

ADA/EASDのアルゴリズムでは，まず，メトホルミンの使用がすべての患者で薦められている．低血糖を避けるには，左右のSU薬とインスリンのルートを外す．何でもありのようであるが，インスリンを第2選択とした場合にはSU薬は追加する薬物として記載されていないが，逆は記載されている．

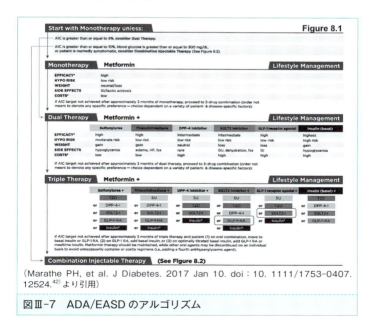

(Marathe PH, et al. J Diabetes. 2017 Jan 10. doi：10.1111/1753-0407.12524.[42]）より引用）

図Ⅲ-7　ADA/EASDのアルゴリズム

また，GLP-1受容体作動薬とDPP-4阻害薬の併用が記載されていない．これは十分なエビデンスがないためであるが，GLP-1受容体作動薬とDPP-4阻害薬の併用は，機序的にする意義は乏しく，実際の臨床データでも有用性は示されていない．

AACE/ACEのアルゴリズム

　AACE/ACEのアルゴリズムでは，こちらも血糖が上昇したら薬物を追加してゆくのであるが，薬物名の下に水平方向のバーを追加して推奨度を提示している．2016年版ではチアゾリジン薬の位置が上昇している．

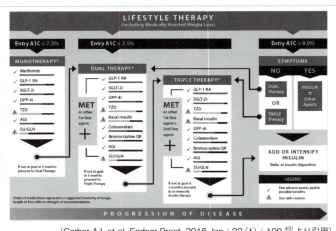

(Garber AJ, et al. Endocr Pract. 2016 Jan；22(1)：109.[43])より引用)

図Ⅲ-8　AACE/ACEのアルゴリズム

▶▶▶ Ⅲ 資料編

6 筆者推奨血糖管理アルゴリズム

　ここでは筆者の推奨する血糖管理アルゴリズムを提示する（図Ⅲ-9）．血糖値が高い場合には，寛解導入治療としてインスリン強化療法をまず薦める．血糖が安定してきたら経口薬にしてゆく．

　罹病期間が5年までの場合にはほぼ全員が経口薬となるが，罹病期間が10年以上の場合にはインスリン治療が残る場合がほとんどである[7]．下線を引いた薬物の併用を推奨したい．

　また，単独薬物療法は，基本的にメトホルミンに限定するとよいであろう．

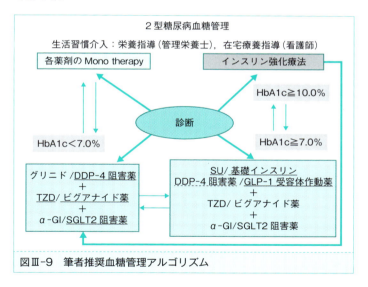

図Ⅲ-9　筆者推奨血糖管理アルゴリズム

7. 患者向けテキストについて（糖尿病教室用，透析予防指導用）

　いくつか出版されたものがあるが，それをコピーして患者に配布すると版権の問題が起こる可能性がある．テキスト内容に含まれるものとして，一般的な項目を網羅して個々の組織で作成してゆくことがよく行われている．DVDに教育的な内容の映像を準備し，患者に閲覧する方法をとる施設もある．また，製薬会社などで作成したDVDを提供してもらえる場合や，NPO法人などでDVDを作成し有料で配布しているものもある．

　1型糖尿病患者向けには，実践的な内容を提供するNPO法人（認定特定非営利活動法人日本IDDMネットワーク http://japan-iddm.net/）から患者向けテキストを手に入れるのがよいかもしれない．最近はAmazonなどのWEB書店からも購入できるようになっている．

　筆者の施設では，医学生や看護学生の教育のために教育研究費でオリジナルのテキスト（糖尿病教室用，透析予防指導用）を作成し，それを患者に無料で配布している．糖尿病教室への参加も無料にしている．

　もし，テキストや食事会を付属させる場合で有料にする際は，テキストの内容について版権の確認が必要である可能性や，患者や家族にとっては保険診療以外での出費となるので，事務とよく相談をして開催する．診療行為の一環として，集団栄養指導と位置づけて算定をする場合もある．ただし，参加人数が多すぎると問題とされる場合がある．

8 糖尿病教室（施設基準や研修施設として必須）

　外来患者を，必要に応じて糖尿病の講義や教育入院として入院プログラムに参加させることも考える．

教育入院，糖尿病教室

　入院では2週間で1クールや，1週間で1クールのプログラムを作っている施設が多い．クリティカルパスとしてセットアップすることも一般的であろう．数名の糖尿病入院患者をグループにして，糖尿病についての講義，集団栄養指導，生活習慣指導（口腔ケアやフットケアも含む），運動療法，服薬指導などを織り込み，職種ごとにカルテに記載し，総合的なディスカッションをしながら患者支援をする．

　また，「糖尿病カンバセーション・マップ™」といって，患者やその家族がグループとなり，互いの体験や思いを話し合いながら糖尿病について学ぶことも，最近では推奨されている．その他，外に出ての運動実践，癌についてなどのトピックの講義を行う場合もある．

　もしそのようなシステムがなければ，教育入院が可能な施設に紹介することも考慮する．実際のプログラムについては『病棟血糖管理マニュアル　第2版』（2014年）を参照していただきたい．

外来患者の参加とスタッフの組織化

　糖尿病教室は教育入院プログラムに含まれる場合が多いが，外来患者や家族，あるいは糖尿病に興味のある方が対象となるようにしている場合もある．糖尿病教室ができる場所を探し指導スタッフを組織する．毎日実施している施設から，年に数回という施設もある．

教育入院や糖尿病教室の組織化については，関係部署の長に理解を得るために，以下のような文書でお願いすることになるであろう（図Ⅲ-10）．部署によっては具体的な人員や時間についての記載などを入れるとよいであろう．

RE：当院における糖尿病患者教育につきまして

埼玉医科大学総合医療センター
＿＿ 部○○御机下

　いつも大変お世話になっております．当院で実施されております糖尿病患者教育（糖尿病教育入院実施，糖尿病教室開催，外来指導）につきましてご支援ありがとうございます．
　糖尿病は5疾病の一つとして医療法で位置づけをされております．当院は埼玉県の医療計画でも専門的な治療を行う医療機関という位置づけに入り，合併症の管理とともに，血糖管理・血圧管理およびその教育と食事療法，運動療法，薬物療法を実施する役割を担っております．さらに，患者診療機関という面にも増して，地域中核大学病院としてスタッフを養成する機関としても機能しております．そして，糖尿病患者介入において患者教育・糖尿病チーム医療の中核を担う糖尿病療養指導士の制度ができ＿＿年経過しましたが，その間当院では糖尿病患者教育，教育入院を通じ糖尿病療養指導士の育成がされております．
　糖尿病教室の開催は保険算定基準，糖尿病療養指導士育成，糖尿病専門医育成において必須な項目となっております．また糖尿病教育入院も医学生や看護学生をはじめ薬学，栄養，リハビリ，臨床検査の学生の教育も含め当院が機能しその役割を果たすのには非常に重要な要素です．糖尿病教室のプログラムはインターネット（http://cdesp.diabetes-smc.jp/）や院内掲示で公開しております．
　今後とも糖尿病患者教育，教育入院プログラムの運営と糖尿病療養指導士の育成についてご理解いただき，ぜひご協力を継続していただきますようよろしくお願いいたします．

2017年3月1日
埼玉医科大学総合医療センター内分泌・糖尿病内科教授
松田昌文

図Ⅲ-10　患者教育の組織化のための依頼文例

▶▶▶ Ⅲ 資料編

9 保険診療での配慮（指導管理料など）

主な査定事項

保険審査で査定される事項として，以下のようなものがある．

- 1型糖尿病と確定した患者に抗GAD抗体検査を行うこと．
- OGTTをやる前に1型糖尿病疑いとして抗GAD抗体検査を行うこと（OGTTをせず糖尿病と確定診断がついていれば問題ないが）．最近は抗GAD抗体の検査がELISA法となり，カットオフとして103.3U/mL[44]が提唱されている．カットオフと検査の陽性判定とはずれがあるので，弱陽性の場合には「1型糖尿病」と診断せずに，「糖尿病」として診療を続けることもある．
- 1型糖尿病患者に経口薬を併用する場合に，αグルコシダーゼ阻害薬は問題ないが，それ以外では注意が必要である．ただし，メトホルミンやピオグリタゾンでは詳記があれば査定されない場合もある．
- 薬物併用では経口薬は3種類までとしている県がある．合剤はおそらく1種類とされると思われる．
- GLP-1受容体作動薬にDPP-4阻害薬を併用すると査定される．なお，現在すべてのDPP-4阻害薬とインスリンの併用は，2型糖尿病であれば認められている．
- 尿微量アルブミン測定は，3カ月に1度であれば問題ないはずであるが，半年に1度くらいにしておくのがよいであろう．
- 胸部レントゲン撮影や心電図検査を行う場合には，検査に必要となった糖尿病以外の病名（「疑い」も含む）を記載する．

その他の留意点

- インスリンなどの自己注射の初期導入加算の場合には，基本的に導入時に2回来院する必要があり，説明書に患者からサインをもらい，電子カルテに保存する．
- 初診日に処方する必要のある場合には詳記を付ける．例として「免疫チェックポイント阻害薬に関連した劇症1型糖尿病の発症について」（日本臨床腫瘍学会／日本糖尿病学会）の文書では「直ちにインスリン治療を開始しなければ死亡する可能性が非常に高い緊急事態」とある．さらに，具体的には①高血糖で尿ケトン体陽性でインスリン作用不足による血中ケトン体上昇（ケトーシス）状態の患者，②妊娠中で1日も早く血糖管理を開始する必要のある場合，③ステロイド治療を開始し高血糖状態であるが継続が必須の場合，④術前患者で早急な手術が患者の予後に影響する場合，⑤高血糖で浸透圧利尿による脱水による急変（脳梗塞など）を「糖毒性」を解除し予防する場合，などである．
- 自己注射の管理指導料算定では，指導した内容が電子カルテに記録されている必要がある．また，指導内容を患者に文書として手渡しておく（指導内容はpp.140～144参照）．糖尿病連携手帳に指導内容（インスリンの単位数など）を記載した場合は，電子カルテにその旨を記録するとよいであろう．
- SMBGの結果はコピーしてスキャンし，電子カルテに保存する．SMBGの回数が多いと赤字になる可能性も出る．妊婦は基本的に1日6回測定するので，周産期センターを併設している施設での診療が現実的かもしれない．また，妊娠糖尿病の場合は，インスリンを処方していなくてもSMBGを導入できるはずである．
- HbA1cとグリコアルブミンの測定は，両者が1カ月以内に1度ずつあっても，必要があれば査定されないであろう．

▶▶▶ Ⅲ 資料編

10 海外旅行の際のアドバイス

糖尿病カードと英文紹介状

　日本糖尿病協会では，糖尿病患者用IDカード（緊急連絡用カード）と英文カード（Diabetic Data Book）を配布している．

　海外旅行へ行く患者には，このようなカードや下記のような簡単な英文の紹介状（図Ⅲ-11）を作成して手渡す．

January 5, 2017

To whom it may concern：

Mr.＿＿＿＿ is a 56 y.o. patient with type 1 diabetes mellitus. He was diagnosed when he was 50 y.o. He uses 18 units of insulin degludec in the morning, and 6 units of insulin aspart before eating each meal. His HbA1c was 7.2% (January 5, 2016).
Please check his card for further detailed information.
Currently he does not have any diabetic complications. If you have any questions, please feel free to contact me.

Sincerely,
Masafumi Matsuda, MD
Department of Endocrinology and Diabetes,
Saitama Medical Center, Saitama Medical University
1981 Kamoda, Kawagoe-shi, Saitama-ken, JAPAN
e-mail：xxxx@xxxxxx.ac.jp
FAX：+81-49-xxx-xxxx
TEL：+81-49-xxx-xxxx

図Ⅲ-11　英文紹介状の作成例

インスリン使用の際のアドバイス

　また，海外旅行中にインスリンを打つタイミングを聞かれることがあるだろう．日程が1週間以内であれば，日本時間で現在と同じタイミングで持効型インスリンを使用し，食事ごとに超速効型インスリンを用いることで問題はないと思われる．

　トレシーバ®の場合には半日程度ずれても問題ないので，若干長期の滞在になる場合には，現地の朝の時間に打つように変更してしまう．ただし，前回の注射から8時間以上は間隔を空けるようにする．心配であればEXCEL表でシミュレーションしてみてもよいであろう．

11 臨床指標とクリニカルアウトカム

糖尿病診療上の臨床指標

指標となる項目を以下に列挙する．適宜利用していただきたい．

【人的資源】
 医師数（常勤，非常勤数，専門医数），CDEJ数，CDEL数，認定看護師数，講演会・研究会開催回数，カンファレンス数と参加スタッフ数

【施設資源と利用】
 糖尿病患者数（初診，再診），平均年齢と年齢別割合，男女数，予約順守率，栄養指導［算定］数，在宅管理指導［算定］数，透析予防指導［算定］数

【患者診療圏情報】
 紹介率，逆紹介率，連携施設のリストと連携実態

【糖尿病教室】
 実施実績，内容，参加人数

【診療関連：臨床検査値など】
 血糖：HbA1c（%） 6未満，6以上7未満，7以上8未満，8以上
 脂質：LDL-C（mg/dL） 100,
 血圧：収縮期（mmHg） 130未満，130以上
     拡張期（mmHg） 80未満，80以上
 体重：BMI（kg/m^2） 22未満，22以上25未満，
             25以上30未満，30以上
 →それぞれの平均の他に，以上のような分類で人数を示すのが妥当であろう．

【糖尿病の分類別の統計】

1型糖尿病，2型糖尿病，薬剤で悪化した糖尿病，糖尿病妊婦

→臨床データや合併症の状態について分類ごとに表示が求められることがある．

【網膜症】

ステージとその変動

【腎症】

尿アルブミン，eGFR，病期，それらの変動

→ただし腎症2期，3期の介入では，eGFRが一時的に低下することは必ずしも悪いこととはいえない．

【低血糖受診数】

→入院の場合で低血糖が主病名であれば，DPCデータで地域によるプロットが可能となっている．

【薬物介入の実態】

経口血糖降下薬別（DPP-4阻害薬，SU薬，グリニド薬，メトホルミン，チアゾリジン薬，αグルコシダーゼ阻害薬，SGLT2阻害薬），GLP-1受容体作動薬，超速効型インスリン，持効型インスリンの使用症例数・用量，スタチン使用割合，降圧薬使用割合など

クリニカルアウトカムの公表

このような結果（クリニカルアウトカム）は公表するとよい．病院のWEBサイトにクリニカルアウトカムの数値を掲示することは，一般的になっている．

また，たとえHbA1cが高いからといっても，管理が悪いという解釈にはならず，血糖管理が困難な症例を診療しているという判断となろうか．紹介時と逆紹介時のHbA1cを提示してもよいかもしれない．

さらに，臨床指標の改善，フィードバックが行われているか，他の施設と比較したりしているかどうか，についての課題にも対応して行けるとよい．

12 経口血糖降下薬 ―主要薬剤の用量用法と特徴

III 資料編

 経口で使用する薬物を列挙した．インスリン，GLP-1受容体作動薬については「I 理論編8, 9」を参照（pp.38～45）．合剤や混合製剤はそれぞれの組成成分を確認する．

DPP-4阻害薬

 GLP-1やGIPを不活化するdipeptidyl peptidase-4（DPP-4）を阻害する．血糖依存的にインスリン分泌促進作用およびグルカゴン濃度低下作用を増強し，血糖コントロールを改善する．GLP-1受容体作動薬も含め，インクレチン関連薬といわれる．

◇1日1回服用

 シタグリプチン　sitagliptin（ジャヌビア®，グラクティブ®）
 ・50 mgを1日1回経口投与，100 mgを1日1回まで増量可
 ・中等度以上の腎機能障害患者は，Ccrが30以上50 mL/min未満：25 mgか50 mg，Ccrが30未満：12.5 mgか25 mgに減量

 アログリプチン　alogliptin（ネシーナ®）
 ・25 mgを1日1回経口投与
 ・中等度以上の腎機能障害患者は，Ccrが30以上50 mL/min未満：12.5 mg，30 mL/min未満：6.25 mgに減量

 リナグリプチン　linagliptin（トラゼンタ®）
 ・5 mgを1日1回経口投与

 テネリグリプチン　teneligliptin（テネリア®）
 ・20 mgを1日1回経口投与，40 mgを1日1回に増量可

 サキサグリプチン　saxagliptin（オングリザ®）
 ・5 mgを1日1回経口投与，2.5 mgを1日1回に減量可
 ・中等度以上の腎機能障害患者（Ccr：50 mL/min未満）は排泄

の遅延により本剤の血中濃度が上昇するため，2.5 mgに減量

◇1日2回服用

ビルダグリプチン　vildagliptin（エクア®）
- 50 mgを1日2回朝夕経口投与，50 mgを1日1回朝に投与も可
- 中等度以上の腎機能障害のある患者，または透析中の末期腎不全患者では50 mgを1日1回朝に投与

アナグリプチン　anagliptin（スイニー®）
- 1回100 mgを1日2回朝夕に経口投与，1回量を200 mgまで増量可
- 重度以上の腎機能障害患者（Ccr：30 mL/min未満）では100 mgを1日1回に減量

◇週1回服用

トレラグリプチン　trelagliptin（ザファテック®）
- 100 mgを1週間に1回経口投与，同一曜日に服用
- 中等度腎機能障害患者（Ccr：30〜50 mL/min）では50 mgに減量

オマリグリプチン　omarigliptin（マリゼブ®）
- 25 mgを1週間に1回経口投与，同一曜日に服用
- 重度腎機能障害のある患者，血液透析または腹膜透析を要する末期腎不全患者（Ccr：30 mL/min未満）では12.5 mgに減量

SU薬，グリニド薬

膵β細胞の細胞膜を通過して細胞内のSU受容体（SUR）に結合し，ATP依存性Kチャンネルを閉じて細胞内Ca濃度を上昇させることで，インスリン分泌を促進するとされる．SURの結合部位は2つあり，SU骨格（S）とベンズアミド骨格（B）が結合する．

SU骨格結合といっても，グリニド薬であるミチグリニドやナテグ

リニドはカルボン酸でS（硫黄）は含まない．Bのみに結合するのはレパグリニドのみである．S結合の薬物では膵α細胞にも作用し，グルカゴンを分泌させる．B骨格はSUR1の他，SUR2A，SUR2Bにも親和性がある．

◇SU薬

グリメピリド　glimepiride（アマリール®，ジェネリックあり）；SB結合

- 1日0.5～1mgより開始，1日1～2回朝または朝夕，食前または食後に経口投与，維持量は通常1日1～4mg，1日最高投与量は6mgまで
- 他剤併用の場合には維持量0.5mgも多く使われる
- SGLT2阻害薬使用時は朝のみの服薬がよい
- 腎機能が低下した患者への使用は控える
- 心筋のSUR2Aには弱い親和性を有するが，グリベンクラミドと異なり，心筋細胞ミトコンドリア膜のATP依存性Kチャンネルには作用しない

グリクラジド　gliclazide（グリミクロン®，ジェネリックあり）；S結合

- 1日40mgより開始し，1日1～2回朝または朝夕，食前または食後に経口投与，1日160mgまで増量可
- 朝と夕の分服が推奨される

  注意：グリベンクラミド（ここでは掲載しない）は院内採用から外している専門施設が増えている．

◇グリニド薬

ミチグリニド　mitiglinide（グルファスト®）；S結合

- 1回10mgを1日3回毎食直前に経口投与

ナテグリニド　nateglinide（ファスティック®，スターシス®，ジェネリックあり）；S結合

- 1回90mgを1日3回毎食直前に経口投与，1回量を120mgま

で増量可
- もともとアミノ酸から開発され，GLP-1分泌作用があるともいわれる

レパグリニド　repaglinide（シュアポスト®）；B結合
- 1回0.25 mgより開始し，1日3回毎食直前に経口投与，1回量を1 mgまで増量可
- グルカゴン分泌作用は少ないとされる．主に肝臓で代謝されるため腎機能低下者でも使用しやすいが，分泌されたインスリンは血中に留まりやすく，やはり低血糖には注意が必要である

メトホルミン（ビグアナイド薬）

　ミトコンドリアのComplex Iに作用し，AMP-K活性化など多彩な作用で血糖降下をもたらす．血中濃度上昇よりも，腸管でのインクレチン作用も無視できないとされる．GLP-1受容体作動薬と併用することで減量効果が増強できる．基本的には，心血管障害が進展していない若年者への単剤使用が望ましいと考える．

メトホルミン　metformin（メトグルコ®など，ジェネリックあり）
- 1日500 mgより開始し，1日2～3回に分割して食直前または食後に経口投与，1日最高投与量は2,250 mg（10歳以上の小児の最大投与量は2,000 mg）
- ヨード造影剤を用いた検査前には本剤の投与を一時的に中止（緊急に検査を行う必要がある場合を除く），また，ヨード造影剤投与後48時間は本剤の投与を再開しない
- 腎機能低下や脱水で乳酸アシドーシスの危険が高まる
- 不妊の肥満女性に使用すると，妊孕性が高まることがある

　注意：ブホルミンも日本では市販されているが，エビデンスがほとんどない．海外ではメトホルミンの長時間作用製剤が使用されている．

チアゾリジン薬

主に脂肪細胞に発現するPPAR細胞に作用する．脂肪細胞を活性化し，他臓器の脂肪沈着を抑制することでインスリン感受性を改善する．肝細胞のミトコンドリアのComplex Ⅰに作用し，肝糖産生を抑制するというデータもある[45]．

ピオグリタゾン　pioglitazone（アクトス®，ジェネリックあり）
- 15～30mgを1日1回朝食前または朝食後に経口投与
- 45mgまで増量可だが，インスリン製剤を使用する場合には30mgまで
- 浮腫，心不全，骨折に注意が必要で，浮腫を訴える場合には塩分制限をまず勧める
- 脂肪肝軽減，心血管障害者への2次予防への有効性[46]もあり，認知症予防も期待される
- 服薬を継続できた症例では，死亡率の低下も報告されている[47]
- ADA/EASDのガイドラインでも血糖維持する力durabilityが高いと評価されている

αグルコシダーゼ阻害薬

腸管において二糖類から単糖への分解に関与する二糖類水解酵素（グルコシダーゼ）を選択的に阻害し，糖質の消化・吸収を遅延させる．アカルボースはさらに，膵液および唾液のα-アミラーゼを阻害し，食後の著しい血糖上昇を抑制する．

腸管下部まで糖質が行くため，腸内細菌がそれを利用しガスを発生させる．そのため腹部膨満・鼓腸，放屁増加が認められる．ただし，糖質摂取が多い場合に症状が惹起されやすく，患者への糖質過剰とならない指導に有用ともされる．

ミグリトール　miglitol（セイブル®）

- 1回50mgを1日3回毎食直前に経口投与，1回量を75mgまで増量可
- 血中にも吸収され代謝を活性化している可能性もあるが，腸管の上部で高い濃度，下部で低い濃度となり血糖降下作用を強くする一方で，副作用を軽減できている
- 副作用で下痢が挙げられるが，便秘傾向のある患者には有用である

ボグリボース　voglibose（ベイスン®，ジェネリックあり）

- 1回0.2mgを1日3回毎食直前に経口投与，1回量を0.3mgまで増量可
- <u>耐糖能異常における2型糖尿病の発症抑制の場合</u>：1回0.2mgを1日3回毎食直前に経口投与する
- 耐糖能異常（空腹時血糖が126mg/dL未満かつ75g経口ブドウ糖負荷試験の血糖2時間値が140〜199mg/dL）と判断され，糖尿病発症抑制の基本である食事療法・運動療法を3〜6ヵ月間行っても改善されず，かつ高血圧症，脂質異常症（高トリグリセリド血症，低HDLコレステロール血症等），肥満（Body Mass Index：BMI 25kg/m^{2}以上），2親等以内の糖尿病家族歴のいずれかを有する場合に限定される．本剤投与開始後に耐糖能異常が改善し，食事療法・運動療法のみで十分と判断される場合には，本剤の投与を中止して糖代謝関連検査等による経過観察を行う

アカルボース　acarbose（グルコバイ®，ジェネリックあり）

- 1回100mgを1日3回，食直前に経口投与，ただし，1回50mgより投与を開始し，忍容性を確認したうえ1回100mgへ増量可

SGLT2 阻害薬

ナトリウム・グルコース共輸送体（SGLT）2は，腎尿細管に特異的に発現しており，近位尿細管でグルコースを再吸収する役割を担う主要な輸送体である．SGLT2の競合的かつ可逆的な選択的阻害により，腎におけるグルコースの再吸収を抑制して尿中グルコース排泄を促進することによって，空腹時および食後の血糖コントロールを改善する．eGFRは45 mL/min/1.73 m^{2}以上で用いる．

血中半減期は5〜15時間程度であるが，作用時間は数日に及ぶ．Naは，SLGT1作用が代償的に増えることで保持される．浸透圧利尿による血圧低下と，心不全改善効果が期待できる．体重減少も期待できる．空腹時の血糖降下作用と膵β細胞への負担減少が顕著であり，長期間血糖が維持されやすい．

また，メトホルミンやピオグリタゾンと同様，一部のSGLT2阻害薬はミトコンドリアのComplex Iに作用する[48]．

通常は副作用がほとんどないが，高血糖状態が改善されないまま使用を続けると，強力な浸透圧利尿で脱水や脳梗塞の危険が高まる．HbA1cが8.5％未満での使用が安全である．脱水が気になるのであれば尿酸値で経過をみるのがよい．

なお，服用後翌日から血糖低下が起こるため，基礎インスリン製剤を用いている場合には，あらかじめ20％は減量しておくことが必要である．

ダパグリフロジン　dapagliflozin（フォシーガ®）
・5 mgを1日1回経口投与，10 mgまで増量可
・唯一朝に服用と記載がない．1日のうち，いつ服用しても可

エンパグリフロジン　empagliflozin（ジャディアンス®）
・10 mgを1日1回朝食前または朝食後に経口投与，25 mgを1日1回に増量可

カナグリフロジン　canagliflozin（カナグル®）
・100 mgを1日1回朝食前または朝食後に経口投与
・SLGT1選択性も若干存在し，服用後に腸管で作用してGLP-1の血中濃度を増加させるという報告もある

ルセオグリフロジン　luceogliflozin（ルセフィ®）
・2.5 mgを1日1回朝食前または朝食後に経口投与，5 mgを1日1回に増量可

イプラグリフロジン　ipragliflozin（スーグラ®）
・50 mgを1日1回朝食前または朝食後に経口投与，100 mgを1日1回まで増量可
・肝機能障害のある患者に対しては低用量（25 mg）から投与

トホグリフロジン　tofogliflozin（アプルウェイ®，デベルザ®）
・20 mgを1日1回朝食前または朝食後に経口投与

付記）ジアゾキシド
　　SU薬の逆の作用をする．インスリノーマなどでの血糖管理に用いる薬物で，小児には比較的よく用いられている．血小板数に注意を要する．
　　ジアゾキシド　diazoxide（ジアゾキシド®カプセル）
・1歳以上：1日3〜8 mg/kg 2, 3回に分割し，8あるいは12時間ごとに経口投与（投与開始時は1日3〜5 mg/kgを分割）
・1歳未満：1日8〜15 mg/kg　2, 3回に分割し，8あるいは12時間ごとに経口投与（投与開始時は1日5〜10 mg/kgを分割）
・血糖値に応じて適宜増減，1日最大投与量は20 mg/kgまで

練習問題の答

問1

[答]：栄養士の資格は短期大学などの養成施設の卒業で取得でき，都道府県知事が免許を与える．一方，管理栄養士は4年制の大学卒業で受験資格が生じ，厚生労働大臣が免許を与える．栄養士は健康増進のための食事指導を一般の人を相手に行うが，管理栄養士は病気の治療のための食事指導を患者を相手に行う．外来で栄養指導を糖尿病患者に予約する場合に，管理栄養士に依頼する．

問2

[答]：日本のCDEJの制度では，医師は受験できない．もともと米国には糖尿病の専門医制度はなく，内分泌の専門医に含まれている．問題として，日本のCDEJの制度は保険診療上のメリットがなく，資格更新も非常に困難である．そこで，日本糖尿病協会を中心として，CDEL制度を各県単位で作りつつある．日本でもCDELでは，医師や臨床心理士でも受験資格を認めている．また，日本糖尿病協会では登録医の制度も実施している．（p.176参照）

問3

[答]：低血糖の場合に，体は血糖を上昇させようとする．手の震え，冷や汗，動悸はその症状である．ブドウ糖を使わずにいると血糖低値が続き，血糖を上昇させようとする作用が非常に強く出る．いったん食物がブドウ糖となり血液中に入ると，逆に非常に高血糖になる．そこで「Ⅰ理論編3」(p.13)のような注意が必要となる．次からはまず，ブドウ糖10gをきちんと服用していただくようにする．

問4

[答]：前問と同様である．低血糖の症状が出なかったからといってこのような状態を継続すると，「Ⅰ理論編3」(p.13)のような問題が起こる．

問5

[答]：ボグリボースの場合には，糖尿病と診断されていなくてもブドウ糖負荷試験で耐糖能異常が確認されていれば，食事療法と運動療法に追加して0.2mg製剤を毎食前に処方することが，保険診療で認められている．根拠となっている論文[49]を参照していただきたい．詳細なルールは「Ⅲ資料編12．経口血糖降下薬」のボグリボースの項に記した (p.165)．

問6

[答] e)：糖尿病の妊婦や妊娠糖尿病患者では，基本的に毎食前後，1日6回血糖を測定する．

問7

[答]：これはEXCEL表を用いてシミュレートするとすぐに理解できるかと考える．そのまま変更すると以下のようになる．

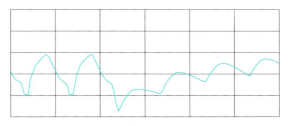

↑切り替え

デグルデクを最初の日に5割増しで使うという意見もあるようだが，推奨できない．そのくらい気になるのであれば，変更

日だけでも，グラルギンを6単位ほどデグルデクの12単位と併用してもよいかもしれない．

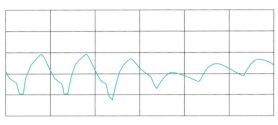

↑切り替え

問 8

[答]：こちらはそのまま変更すると以下のようになる．

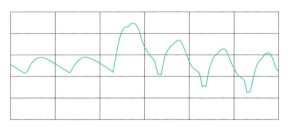

↑切り替え

切り替えた日のみグラルギンを6単位にしておくとよいであろう．そうすると，次のようになる．

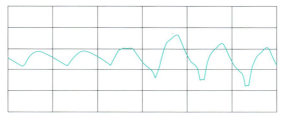

↑切り替え

問9

[答] a, c, e）：「Ⅲ 資料編 12. 経口血糖降下薬」の各項目を参照していただきたい（pp.160〜167）．腎機能について調節が必要な場合には，用法に記載している．

問10

[答] a）：SU薬とグリニド薬は，よく別の項目として薬剤の説明がされているが，ほぼ同じ作用機序である．グリニド薬には，作用開始が早いが作用時間が短いという特徴があり，食前によく用いられる．インスリンの強化療法とのアナロジーで，基礎補充のSU薬と追加補充のグリニド薬という考えで使われるのかもしれないが，そのような併用は無効である．メトホルミンとブホルミンとの併用も基本的には考えにくい．

　グリベス®はミチグリニドとボグリボースの合剤である．設問の患者のeGFRは提示していなかったが，実は40mL/min/1.73m²であった．オイグルコン®の高用量は危険である．ルセフィ®はSGLT2阻害薬であり，腎機能が低下した症例では用いない．血糖管理がうまくゆかない場合には，選択肢としてインスリン導入を早めに考える．

問11

① **[答] d)**：罹病期間はリスクになるが，年齢はこの患者についてはリスクとはいえないであろう．

② **[答] d)**：1度の尿中アルブミンやeGFRの値で，すぐに腎症を評価してしまわない．再検が妥当である．

③ **[答] d)**：この症例は腎症2期である．肥満があり心血管障害が心配されるが，まず，頸動脈のIMT（内膜中膜複合体厚）を測定するのがよいであろう．いきなりアスピリン処方は行わない．

④ **[答] c)**：透析予防管理の介入が妥当である．管理栄養士や看護師に，生活状況や食事の状態をまずしっかりと確認してもらい，個別にプランを立てる．いきなり水分制限はありえない．糖尿病透析予防指導管理料算定には指導チームの名簿提出も必要であり，指導の同日に少なくとも管理栄養士，看護師，そして医師が関与することが求められる．

問12

① **[答] a)**：最近は薬剤の価格についても，コンプライアンスの問題につながることもあり，重視される．残薬について確認が必要となっている．

② **[答] b)**：肥満の顕著な症例であり，選択肢のうち1つ選べといわれれば，GLP-1受容体作動薬がよい選択となる．インスリン，シタグリプチン，ピオグリタゾンの選択も間違いとはいえない．実践編でも示したが，GLP-1受容体作動薬とメトホルミンの併用は，食事療法や運動療法とうまく組み合わせて，本人のモチベーションが十分であれば，顕著な体重減少が期待できる（「Ⅱ実践編5」p.79）．

③ **[答] d)**：DPP-4阻害薬は，長期に心血管障害を悪化させないことがいくつかの大規模臨床試験で示されている．

④ [答] b)：a)でもよいかもしれない．c)やd)は不適当である．実はこの問題は，Canadian Diabetes Associationの出している2015年版のガイドラインに付属している問題を改変したものである．カナダや米国の一般臨床では，b)が正解とされるようである．

問13

① [答] c)：血糖が低めに管理されすぎている．無自覚低血糖になりつつあり，注意が必要な症例である．

② [答] a)：低血糖への対応は，現在は10gのブドウ糖摂取がスタンダードである．過去に速効型インスリンが用いられていた頃には，作用時間が6時間もあり，補食は低血糖を避けるためにしかたがなかった．しかし，現在は妊婦でグリコアルブミンを14.8％未満にする場合でも，補食はまず用いない．スナックを食事以外に用いるのは推奨できない．また，低血糖の対策としてHbA1cのゴールを適切にすることや，インスリンの種類を変更したり，CSIIを導入したりすることや，心理的なサポートは有用である．

用語・略語と補足説明

糖尿病の専門外来を行うなら以下のことを知ろう！

(日本語は五十音順，欧文はアルファベット順)

用語

アルブミン	米国では微量アルブミンという表現は2015年より廃止し，実際の排泄量で記載するようになっている．
塩分	ナトリウム量とは異なる． 　　食塩相当量(g)＝ナトリウム量(mg)×2.54÷1000
禁煙宣言	オリンピックを開催する都市は宣言することになっており，北京も行った．また，禁煙宣言学会リストがWEBで閲覧できるが，2016年10月まで日本糖尿病学会は行っていなかった．宣言するまでもなく当然だからということであった． http://notobacco.jp/tobaccofree/sengengakkai.htm
歯周病	糖尿病連携手帳では，眼科と同じ大きさのスペースが歯科の所見記載に充てられている．「歯科口腔保健の推進に関する法律」が平成23年に公布され，歯の健康から糖尿病も含む生活習慣病予防など健康増進へ向けた動きが法律的な根拠を与えられた．都道府県でも「口腔ケアから糖尿病対策」という内容の条例が制定されてきている．8020運動というのがあり「80歳になっても20本以上自分の歯を保とう」という内容である．歯周病の評価は医師では難しいと思われるので，患者でまず何本使える歯があるか？をみるとよい．
神経障害	よく神経症(ノイローゼ)という間違った記載がみられる．ただし，中国では神経症と翻訳されている．
腎症	米国ではnephropathyという用語は2016年より廃止し，diabetic kidney diseaseという．

世界糖尿病デー	World Diabetes Day 11月14日．IDFは1991年に，インスリンの発見者の一人Frederick Bantingの誕生日にキャンペーンを開始した．2007年には，国連総会で糖尿病が人類にとっての脅威であるという宣言が採択され，世界各国で実施されるようになった．ブルーサークルのロゴの利用もそれ以降に行われている．日本ではもともと11月上旬に糖尿病週間の行事を行っているが，それとは別の行事として行うことになっており，県単位の糖尿病対策推進会議が管轄する．なお，国連総会で宣言が採択された疾病は，他にはAIDSのみである．
専門医	日本では日本糖尿病学会が中心となり糖尿病・代謝領域の診療について専門医制度を運用している．日本内分泌学会の内分泌代謝科（内科・小児科・産婦人科）専門医数は2,366（2,050・247・69）名（2016年9月），日本糖尿病学会の糖尿病専門医は5,562名（2017年1月）である． 米国では，日本の内科にあたるInternal medicineに含まれるEndocrinology, Diabetes and Metabolismのboard認定を受け，資格が有効な医師は7,819名（そのうち米国内に7,393名．2017年2月現在）であり，人口や患者数からすると日本の方がかなり多いことになる．
登録医・療養指導医	日本糖尿病協会登録医．日本糖尿病学会の専門医と異なり，日本糖尿病協会で糖尿病診療を重視している医師が登録をし，5年ごとに更新をする．また，歯科医師登録医の制度もあり，認定研修を受講し申請する． 療養指導医は，日本糖尿病協会登録医の中で指導的な役割をする医師．登録医も療養指導医も日本糖尿病協会に入会することが必要で，登録時に15,000円かかり療養指導医は審査料10,000円，更新料5,000円がかかる．歯科医師登録医は，登録時に12,000円かかる（2016年8月現在）．
Excel®	Microsoft®社の表計算ソフトウェア．
Walk Rally	米国でADAやJDRFが主に大都市で実施する，企業から多額の寄付金を集める行事であり，Step Out®：Walk to Stop Diabetes®と命名されている．2013年は2,400万ドルの寄付を募った．歩くのは企業や団体ごとで，ほとんどは健康な人と感じる．日本では各県の糖尿病協会支部が中心となり，患者への運動啓発目的で実施されている．

略語

A1C	HbA1c, hemoglobin A1C 国際臨床化学連合の提唱する, ヘモグロビンのβ鎖のみに結合したブドウ糖 (本来の定義) を計測するのがDOF (N-[1 deoxylfructos-1-yl] hemoglobin beta chain) ヘモグロビン測定である. これはα鎖へのブドウ糖化も含めて測定する他の方法より1％以上低い値となる. 日本では2013年4月より, 特定健診の報告も含め, 臨床ではNGSP値のみを使用する. NGSP値 (％) ＝1.02×JDS値 (％) ＋0.25％
BG	blood glucose：血糖 ビグアナイド薬をBGという略語で表記するのは日本だけである. また, 糖尿病の専門家の中にBSという略語を使う医師が存在するのも日本くらいである.
BMI	body mass index ベルギーのQueteletが1830年から1850年の間に提唱した式である, 体重 (kg) ÷身長 (m) ÷身長 (m) が, 今も使われる. 22が理想とされ, 25以上が肥満あるいは海外ではover weightやobeseとされる.
BW	body weight：体重 質量 (kg) で表示する.
CDE	Certified Diabetes Educator® 1986年以来米国で全国レベルで認定し18,000名程度がCDE®となっている. 糖尿病療養指導を専門とした医療スタッフである. 米国には糖尿病の専門医制度はなく (内分泌代謝専門医となる), 医師がCDE®資格をとっていることもある. 日本では全国レベルでのCDEJと, 県単位などローカルレベルのCDELのシステムが存在する. CDELでは医師や臨床心理士も認定が取れる. CDEJは資格取得や維持が非常に困難であることが知られている. しかし, CDEJとほぼ同等の資格が, 透析予防管理料算定でチームの一員として必要とされる. CDEJの資格保有者は2015年6月3日の集計では18,914名である.
CGM	continuous glucose monitoring：持続血糖モニター
CSII	continuous subcutaneous insulin infusion：持続皮下インスリン注入
EGP	endogenous glucose production：内因性ブドウ糖産生 これはほぼHGP (hepatic glucose production：肝臓からのブドウ糖産生) に相当する.
FPG	fasting plasma glucose：空腹時血糖

HOMA-IR	homeostasis model assessment for insulin resistance HOMA-Rと省略されることもあるがそれは日本のみである．インスリン濃度と血糖の単位換算が問題となることがある．ブドウ糖180gが1モルである．ヒトインスリンは5,807gが1モルであり，1μU/mLは6pmol/Lである．
IGI	insulinogenic index：インスリン分泌指数 ブドウ糖負荷試験データより算出される． 　　　Δ insulin (0-30min) ÷ Δ glucose (0-30min)
OGTT	oral glucose tolerance test：経口ブドウ糖負荷試験 糖尿病の確定診断に用いる．1食のブドウ糖摂食量に相当する75gを飲んだ時の血糖の推移を調べる．トレーランG®という炭酸飲料を用いるが，これは飲みやすくするためにブドウ糖ではなくマルトース，オリゴ糖，デキストリンなどを含むデンプン部分加水分解物を用いている．αグルコシダーゼ阻害薬を服用していると血糖が上昇しない．10時間以上の絶食状態で朝食事をせずに午前9時までに検査を開始する．臨床研究の場合には基礎値（負荷前）を数回の採血で確認することもある．検査終了まで水以外の摂取を禁止し，安静と禁煙を守らせる． 小児では1.75g/kg×標準体重　を用いる．判定は成人と同様である．日本と台湾は小児全員の身長と体重が測定されており，BMIより標準体重を基準とすることが多い．
PG	plasma glucose：血糖 「血糖」は血液（blood）中のブドウ糖（glucose）であり，BGと略記することもある．赤血球の解糖阻止剤NaFと凝固阻止剤EDTA入り容器に採血し，血漿（plasma）分離後に特異的にブドウ糖を測定するため，測定値はPGとなる．歴史的には溶血させ還元糖（blood sugar：BS）を測定した．
POCT	point of care testing：臨床現場即時検査
SAP	sensor augmented pump：センサー付きポンプ
SMBG	self-monitoring of blood glucose：自己血糖モニター 英語ではmonitorでmeasurementではない．ただし，保険診療では「測定」という用語になっている．
U	unit：単位 インスリン製剤の活性を示す．過去は生物的反応で検定したことがある．現在では基本的に6nmolが1Uとされる．1単位で同程度の血糖降下作用が期待される設定が必要となる．インスリンデテミルでは1単位に4倍の分子数を入れ作用を同等にしている．
1,5AG	1,5-Anhydro-D-glucitol 食後の血糖の高いほど血中濃度が低くなる．慢性腎不全や飢餓状態でも低値となるため注意が必要である（14.0μg/mL以上が正常）．

団体など

AACE	the American Association of Clinical Endocrinologists：米国臨床内分泌学会
AASD	the Asian Association for the Study of Diabetes：アジア糖尿病学会
ADA	American Diabetes Association：米国糖尿病学会 米国で1940年に設立され，医療スタッフが会員となり糖尿病予防と治療を推進してきた．1970年からは一般会員が加入できるようになった．2013年には4億7,600万ドルの研究支援ができる体制となっている．
EASD	the European Association for the Study of Diabetes：欧州糖尿病学会
IDF	the International Diabetes Federation：国際糖尿病連合
JDRF	the Juvenile Diabetes Research Foundation：若年性糖尿病研究財団 1970年に設立され，過去にはJDFと呼ばれていた．2012年には，17カ国で5億3,000万ドルの研究支援をしている．ADAやJDRFには多くの製薬会社も寄付をしており，日本の奨学寄付金のような不透明さがなく，研究支援費のクリーニング的な役割があるとも感じる．さらに製薬会社以外もスポンサーとなっており，研究支援の社会的広がりが感じられ，それを可能にしているシステムに日本も推移する可能性が期待される．

文 献

1) http://www.mhlw.go.jp/toukei/sippei/
2) American Diabetes Association : 6. Glycemic Targets ; Standards of Medical Care in Diabetes-2017. Diabetes Care. 2017 Jan ; 40 (Suppl 1) : S48-S56.
3) Bode BW, Braithwaite SS, Steed RD, et al : Intravenous insulin infusion therapy : indications, methods, and transition to subcutaneous insulin therapy. Endocr Pract. 2004 Mar-Apr ; 10 Suppl 2 : 71-80.
4) Johnston BC, Kanters S, Bandayrel K, et al : Comparison of weight loss among named diet programs in overweight and obese adults : a meta-analysis. JAMA. 2014 Sep 3 ; 312 (9) : 923-33.
5) Gastaldelli A, Ferrannini E, Miyazaki Y, et al : Thiazolidinediones improve beta-cell function in type 2 diabetic patients. Am J Physiol Endocrinol Metab. 2007 Mar ; 292 (3) : E871-83.
6) 松田昌文:インスリン分泌指標＋HOMA．pp.245-9，臨床検査ガイド2015年改訂版．文光堂．2015.
7) 菅田有紀子，山田和代，原田友美子，他：2型糖尿病のインスリン療法におけるインスリン離脱可否の予測因子に関する検討．糖尿病．2004；47：271-5.
8) Himsworth HP : Diabetes mellitus : its differentiation into insulin-sensitive and insulin-insensitive types. 1936. Int J Epidemiol. 2013 Dec ; 42 (6) : 1594-8.
9) Yalow R, Berson S : Immunoassay of endogenous plasma insulin in man. J Clin Invest. 1960 Jul ; 39 : 1157-75.
10) Lundbaek K : Intravenous glucose tolerance as a tool in definition and diagnosis of diabetes mellitus. Br Med J. 1962 ; 1 : 1507-13.
11) DeFronzo RA, Tobin J, Andres R : Glucose clamp technique : a method for quantifying insulin secretion and resistance. Am J Physiol. 1979 ; 237 : E214-23.
12) Turner RC, Holman RR, Matthews D, et al : Insulin deficiency and insulin resistance interaction in diabetes : estimation of their relative contribution by feedback analysis from basal plasma insulin and glucose concentrations. Metabolism. 1979 ; 28 : 1086-96.
13) Bergman RN, Ider YZ, Bowden CR, et al : Quantitative estimation of insulin sensitivity. Am J Physiol. 1979 ; 236 : E667-77.

14) Matsuda M, DeFronzo RA : Insulin sensitivity indices obtained from oral glucose tolerance testing : comparison with the euglycemic insulin clamp. Diabetes Care. 1999 Sep ; 22 (9) : 1462-70.
15) http://www.ogttplus.com/
16) DeFronzo RA, Matsuda M : Reduced time points to calculate the composite index. Diabetes Care. 2010 Jul ; 33 (7) : e93.
17) Defronzo RA : Banting Lecture. From the triumvirate to the ominous octet : a new paradigm for the treatment of type 2 diabetes mellitus. Diabetes. 2009 Apr ; 58 (4) : 773-95.
18) DeFronzo RA : Lilly lecture 1987. The triumvirate : beta-cell, muscle, liver. A collusion responsible for NIDDM. Diabetes. 1988 Jun ; 37 (6) : 667-87.
19) Abdul-Ghani MA, Puckett C, Triplitt C, Maggs D, Adams J, Cersosimo E, DeFronzo RA : Initial combination therapy with metformin, pioglitazone and exenatide is more effective than sequential add-on therapy in subjects with new-onset diabetes. Results from the Efficacy and Durability of Initial Combination Therapy for Type 2 Diabetes (EDICT) : a randomized trial. Diabetes Obes Metab. 2015 Mar ; 17 (3) : 268-75.
20) DeFronzo RA : Current issues in the treatment of type 2 diabetes. Overview of newer agents : where treatment is going. Am J Med. 2010 Mar ; 123 (3 Suppl) : S38-48.
21) NAVIGATOR Study Group : Effect of nateglinide on the incidence of diabetes and cardiovascular events. N Engl J Med. 2010 Apr 22 ; 362 (16) : 1463-76.
22) DeFronzo RA, Tripathy D, Schwenke DC, et al ; ACT NOW Study : Pioglitazone for diabetes prevention in impaired glucose tolerance. N Engl J Med. 2011 Mar 24 ; 364 (12) : 1104-15.
23) 加来浩平,松田昌文(第2巻責任編集),綿田裕孝,池上博司,宇都宮一典:糖尿病治療のニューパラダイム第2巻;薬物療法の実践～血糖降下薬を中心に～.医薬ジャーナル社.2014.
24) Inzucchi SE, Maggs DG, Spollett GR, et al : Efficacy and metabolic effects of metformin and troglitazone in type II diabetes mellitus. N Engl J Med. 1998 Mar 26 ; 338 (13) : 867-72.
25) Genovese S, De Berardis G, Nicolucci A, et al : Effect of pioglitazone versus metformin on cardiovascular risk markers in type 2 diabetes. Adv Ther. 2013 Feb ; 30 (2) : 190-202.
26) Leclerc I, Sun G, Morris C, et al : AMP-activated protein kinase

regulates glucagon secretion from mouse pancreatic alpha cells. Diabetologia. 2011 Jan；54 (1)：125-34.

27) Muscelli E, Astiarraga B, Barsotti E, et al：Metabolic consequences of acute and chronic empagliflozin administration in treatment-naive and metformin pretreated patients with type 2 diabetes. Diabetologia. 2015；DOI 10. 1007/s00125-015-3845-8.

28) Mannucci E, Monami M, Masotti G, et al：All-cause mortality in diabetic patients treated with combinations of sulfonylureas and biguanides. Diabetes Metab Res Rev. 2004 Jan-Feb；20 (1)：44-7.

29) Currie CJ, Poole CD, Gale EA：The influence of glucose-lowering therapies on cancer risk in type 2 diabetes. Diabetologia. 2009 Sep；52 (9)：1766-77.

30) 松田昌文：SGLT2阻害薬の効果的な使い方 DITN 442：9-10, 2015. (http://www.medicaljournal.co.jp/ditn-goannai.html)

31) 松田 昌文：SGLT2阻害薬の作用機序からみた代謝改善作用 Modern Physician. 2016；36：101-4.

32) Zinman B, DeVries JH, Bode B, et al：Efficacy and safety of insulin degludec three times a week versus insulin glargine once a day in insulin-naive patients with type 2 diabetes：results of two phase 3, 26 week, randomised, open-label, treat-to-target, non-inferiority trials.Lancet Diabetes Endocrinol. 2013 Oct；1 (2)：123-31.

33) 日本糖尿病学会：糖尿病治療ガイド2014-2015．文光堂．2014．

34) 森田智子，松田昌文：生活習慣病のための検査　検査値をどうみるか (第20回) MAGE (mean amplitude of glycemic excursions) Life Style Medicine. 2012；7 (1)：49-52.

35) Baghurst PA：Calculating the mean amplitude of glycemic excursion from continuous glucose monitoring data：an automated algorithm. Diabetes Technol Ther. 2011；13 (3)：296-302.

36) http://www.phc.ox.ac.uk/research/technology-outputs/easygv

37) Crenier L, Lytrivi M, Van Dalem A, et al：Glucose Complexity Estimates Insulin Resistance in Either Non Diabetic Individuals or in Type 1 Diabetes. J Clin Endocrinol Metab. 2016 Feb 9：jc20154035.

38) http://www.fa.kyorin.co.jp/jds/uploads/jds_unawareness_hypoglycemia.pdf

39) http://www.nittokyo.or.jp/patient/goods/handbook.html

40) Polonsky WH, Anderson BJ, Lohrer PA, et al：Assessment of diabetes-related distress.Diabetes Care. 1995 Jun；18 (6)：754-60.

41) Cebul RD, Love TE, Jain AK, et al : Electronic health records and quality of diabetes care. N Engl J Med. 2011 Sep 1 ; 365 (9) : 825-33.
42) Marathe PH, Gao HX, Close KL : American Diabetes Association Standards of Medical Care in Diabetes 2017. J Diabetes. 2017 Jan 10. doi : 10. 1111/1753-0407. 12524. [Epub ahead of print]
43) Garber AJ, Abrahamson MJ, Barzilay JI, et al : CONSENSUS STATEMENT BY THE AMERICAN ASSOCIATION OF CLINICAL ENDOCRINOLOGISTS AND AMERICAN COLLEGE OF ENDOCRINOLOGY ON THE COMPREHENSIVE TYPE 2 DIABETES MANAGEMENT ALGORITHM-2016 EXECUTIVE SUMMARY. Endocr Pract. 2016 Jan ; 22 (1) : 84-113.
44) 及川洋一，田中愛，堀江一郎，他：ELISA法ならびにRIA法によるGAD抗体価の相関性に関する検討―GADAb ELISA「コスミック」とGADAb「コスミック」(RIA法) との比較―. 医学と薬学. 2015 ; 72 : 1551-60.
45) Gastaldelli A, Gaggini M, DeFronzo RA : Role of Adipose Tissue Insulin Resistance in the Natural History of T2DM : Results from the San Antonio Metabolism Study. Diabetes. 2017 Jan 4. pii : db161167. doi : 10. 2337/db16-1167. [Epub ahead of print]
46) Kernan WN, Viscoli CM, Furie KL, et al ; IRIS Trial Investigators : Pioglitazone after Ischemic Stroke or Transient Ischemic Attack. N Engl J Med. 2016 Feb 17. DOI : 10. 1056/NEJMoa1506930.
47) Tzoulaki I, Molokhia M, Curcin V, et al : Risk of cardiovascular disease and all cause mortality among patients with type 2 diabetes prescribed oral antidiabetes drugs : retrospective cohort study using UK general practice research database. BMJ. 2009 ; 339 : b4731.
48) Villani LA, Smith BK, Marcinko K, et al : The diabetes medication Canagliflozin reduces cancer cell proliferation by inhibiting mitochondrial complex-I supported respiration. Mol Metab. 2016 Aug 26 ; 5 (10) : 1048-56. doi : 10. 1016/j.molmet.2016.08.014.
49) Kawamori R, Tajima N, Iwamoto Y, et al ; Voglibose Ph-3 Study Group : Voglibose for prevention of type 2 diabetes mellitus : a randomised, double-blind trial in Japanese individuals with impaired glucose tolerance. Lancet. 2009 ; 373 (9675) : 1607-14.

あとがき

　外来診療において，まず初心者の医師はこれまでと同じ処方をすることから勉強するであろう．他の経験のある医師の処方は非常に参考になるはずである．しかし，初診で患者を診られるようにならなければならない．再診も含め必要な情報がある．身長も体重も測定せず，血圧も測らず，尿検査もせず，HbA1cのみを見て処方している医師も，プライマリーケアの設定では多いように感じる．食事の設定もなく，糖尿病の診断年齢，最後に網膜症をいつ確認したのかの記載がないカルテをよく見る．

　透析予防指導の評価で，腎症2期や3期では尿蛋白減少が重要であるが，尿検査がほとんどされていないクリニックが多い．厚生労働省や保険者側が，透析予防指導の評価をクレアチニンで評価するというような理解しがたい状況である．さらに，尿中微量アルブミン測定をすぐ査定しようとしたりする保険者もある．血圧管理をするといったんeGFRが減ることを，実臨床に携わる医師は知っている．米国のガイドラインでは，尿のクレアチニン検査のみで，血中クレアチニンは糖尿病患者の経過をみる検査には入っていない．糖尿病治療については，理解をもっと広めていただく必要があると感じる．

　パラダイムシフトにおける具体的な考え方，2型糖尿病患者に対する基礎インスリンとGLP1受容体作動薬の併用治療，薬物の作用についての筆者の理解と，使用アルゴリズムがうまく紹介できることを期待している．経口血糖降下薬について「Ⅲ．資料編12．経口血糖薬」にまとめている．筆者の私見がかなり入っていることは否めないが，単なるリストとしてではなく，処方する医師が知っておくべきこととして，こちらも1度読んでいただきたい．ちなみに混

合型インスリン製剤は当科では基本的に使用していない．EXCEL表では成分を分けていただければ利用はできると思う．

　基礎や先達の実践を知らない，学ばないがゆえに起こる残念な診療が減るように，本書が役に立つことを期待している．

謝辞

　グルコースクランプ法，臨床研究で指導していただきましたTexas大学のRalph A. DeFronzo教授，学会・教育などでの活動でお世話になっております川崎医科大学の加来浩平教授に感謝いたします．また，一緒に患者の診療に加わっていただき，血糖管理をしていただいてきた，埼玉医科大学総合医療センターの各科の先生方，コメディカルスタッフの皆様に感謝いたします．

索 引

和文索引

あ

アカルボース 165
アクトス 164
悪の3重奏 28
悪の8重奏 29
アスピリン 51
アナグリプチン 161
アナログインスリン 41
アプルウェイ 167
アマリール 162
アルゴリズム 147, 149
アログリプチン 160

い

維持療法 33
1型糖尿病 14, 92, 111
イプラグリフロジン 167
インスリノーマ 20, 167
インスリン感受性 20, 27
インスリン強化療法 92
インスリングラルギン 40
インスリン抵抗性 20, 22, 27
インスリンデグルデク 40
インスリンデテミル 39
インスリン分泌能 19

う

運転免許欠格事項 67
運動療法士 70

え

英文紹介状 155
エキセナチド 44
エクア 161
遠隔診療 58
エンパグリフロジン 166

お

オマリグリプチン 161
オングリザ 160
音叉 130

か

海外旅行 155, 156
カートリッジ製剤 145
カナグリフロジン 166
カナグル 166
カーボカウント 15
カルシウム拮抗薬 51
寛解導入療法 33
肝硬変 90

看護師　69
管理栄養士　70

――― き ―――

基礎インスリン　36, 97
キット製剤　145
教育入院　151
巨大児　4
筋肉量　14

――― く ―――

空腹時血糖値　9
グラクティブ　160
グリクラジド　162
グリコアルブミン　10
クリニカルアウトカム　158
グリニド薬　161
グリミクロン　162
グリメピリド　162
グルコバイ　165
グルファスト　162

――― け ―――

経口血糖降下薬　160
血糖管理目標　9, 50
健康診断　72
減量　14
減量手術　81

――― こ ―――

降圧薬　51

高血糖状態　3
コンサルト業務　64

――― さ ―――

再診　63
サキサグリプチン　160
査定　153
ザファテック　161
作用曲線　38, 41
残存インスリン作用　47

――― し ―――

ジアゾキシド　167
持効型インスリン　42
自己注射　140
脂質改善薬　51
シタグリプチン　160
脂肪肝　90
シミュレート　46
ジャディアンス　166
ジャヌビア　160
シュアポスト　163
主食　12
術前血糖管理　104
紹介　64
常勤　65
証明書　64
初診　62
診断基準　4
診断書　64
浸透圧利尿　3, 36

診療時間　64
診療情報　138
診療所開設・閉設届　52

── す ──

膵β細胞　29, 31
スイニー　161
スーグラ　167
スターシス　162
スタチン　51
ステロイド　100, 103
スライディングスケール　52

── せ ──

生活活動強度　11
セイブル　165

── そ ──

足潰瘍　85
速効型インスリン　38

── た ──

打腱器　130
ダパグリフロジン　166

── ち ──

チアゾリジン薬　34, 164
地域ケア　116
地域支援コーディネーター　71
中間型インスリン　39
超速効型インスリン　38

超超速効型インスリン　42

── て ──

低血糖　12, 46, 66, 118, 119
低血糖の重症度　13
テネリア　160
テネリグリプチン　160
デベルザ　167
デュラグルチド　45
電子カルテ　137

── と ──

糖質　11
糖質制限　16
透析予防　87
糖代謝　8
糖尿病患者ダッシュボード　139
糖尿病カンバセーション・マップ
　　　　　　　　　　　　151
糖尿病教室　151
糖尿病性腎症　87
糖尿病性腎症病期分類　89
糖尿病認定看護師　69
糖尿病連携手帳　131
特定看護師　69
ドーピング　14
トホグリフロジン　167
トラゼンタ　160
トレラグリプチン　161

な

ナテグリニド　162

に

2型糖尿病　97, 108
日本IDDMネットワーク　150
ニューパラダイム　28
尿糖　26, 35
妊娠糖尿病　4, 107
認知症　114, 132
妊婦　107, 108, 111
妊婦の血糖管理目標　10

ね

ネシーナ　160

は

パラダイムシフト　28

ひ

ピオグリタゾン　164
ビグアナイド薬　163
非常勤　65
肥満　77
ビルダグリプチン　161

ふ

ファスティック　162
フォシーガ　166
腹囲測定　130
フットケア　85
ブドウ糖　2, 11
ブドウ糖代謝クリアランス率
　25

へ

平均血糖変動幅　55
ベイスン　165
ペットボトル症候群　76

ほ

ボグリボース　165
保険審査　153

ま

マリゼブ　161

み

ミグリトール　165
ミチグリニド　162

む

無自覚性低血糖　67

め

メトグルコ　163
メトホルミン　34, 80, 163
免疫チェックポイント阻害薬
　154

も

問診票 132

や

薬剤師 70

り

リナグリプチン 160
臨床検査技師 70
臨床指標 157
臨床心理士 70

る

ルセオグリフロジン 167
ルセフィ 167

れ

レニン-アンジオテンシン系阻害薬 51
レパグリニド 163

欧文索引

α

αグルコシダーゼ阻害薬 164

A

AACE/ACE 148
ACTH単独欠損症 118
ADA/EASD 147
AUC 25

B

BG 2
blood glucose 2

C

CDT 132
CGM 55
CKD重症度 89
CSII 56, 94

D

DeFronzo 28
disposition index 19
DPP-4阻害薬 160
durability 32

F

FPG 9

G

gastric bypass 83
GLP-1受容体作動薬 36, 44, 79, 97

H

HbA1c 10
HOMA-IR 22

I

ICD 5
IGI 19
iHOMA 24
Insulin clamp 22
ISI (comp) 23
ITT 22

J

J-DOME 139
J-DREAMS 138

M

MAGE 55
Matsuda index 23
Matthews 24
MCR 25
Minimal model 23

N

NAFLD 90
NASH 91
NPHインスリン 39

P

PAID 132
PG 2
plasma glucose 2
problem area in distress 132

S

SAP 56, 94
SGLT2阻害薬 35, 166
sleeve gastrectomy 83
SMBG 52
SU受容体 161
SU薬 33, 161
SUR 161

T

triple therapy 31
Turner 24

数字

1,800ルール 15
1カーボ 15
1型糖尿病 14, 92, 111
2型糖尿病 97, 108
3者併用 31, 33
300ルール 16

松田　昌文　—Matsuda, Masafumi—

1982年	東京大学医学部医学科卒業
1982年	東京大学医学部附属病院 医員 研修医（第3内科）
1987年	山口大学医学部 助手（内科学第3講座）
1990年	Visiting Scientist, University of Texas Health Science Center at San Antonio (UTHSCSA) [San Antonio, Texas, USA] (Diabetes Division, Department of Medicine)
1996年	Assistant Professor of Medicine（同上）
1999年	川崎医科大学 講師［内科学（内分泌・糖尿病部門）］
2006年	亀田メディカルセンター 糖尿病内分泌内科 部長
2009年	埼玉医科大学総合医療センター　内分泌・糖尿病内科 教授

米国 Standard ECFMG certificate (USMLE Step1, 2, 3合格)
日本内科学会，日本糖尿病学会，日本内分泌学会　各学会専門医

外来血糖管理マニュアル
―理論と実践―　　　　　　　　定価（本体 2,800 円＋税）

2017 年 4 月 20 日　第 1 版 第 1 刷発行

著　者　松田　昌文（まつだ　まさふみ）

発行者　福村　直樹

発行所　金原出版株式会社

〒113-0034　東京都文京区湯島 2-31-14
電話　編集　(03)3811-7162
　　　営業　(03)3811-7184
FAX　　　　(03)3813-0288
振替口座　　00120-4-151494
http://www.kanehara-shuppan.co.jp/

©松田昌文, 2017
検印省略
Printed in Japan

ISBN 978-4-307-10185-1

印刷・製本／真興社
表紙デザイン／前田敬志（ティーエム企画）

JCOPY <(社)出版者著作権管理機構　委託出版物>

本書の無断複製は著作権法上での例外を除き禁じられています。複製される場合は，そのつど事前に，(社)出版者著作権管理機構（電話 03-3513-6969，FAX 03-3513-6979，e-mail：info@jcopy.or.jp）の許諾を得てください。

小社は捺印または貼付紙をもって定価を変更致しません。
乱丁，落丁のものはお買上げ書店または小社にてお取り替え致します。